千金难买
老来“康”

名誉主编　王　辰

主　　编　季福绥　刘　辉

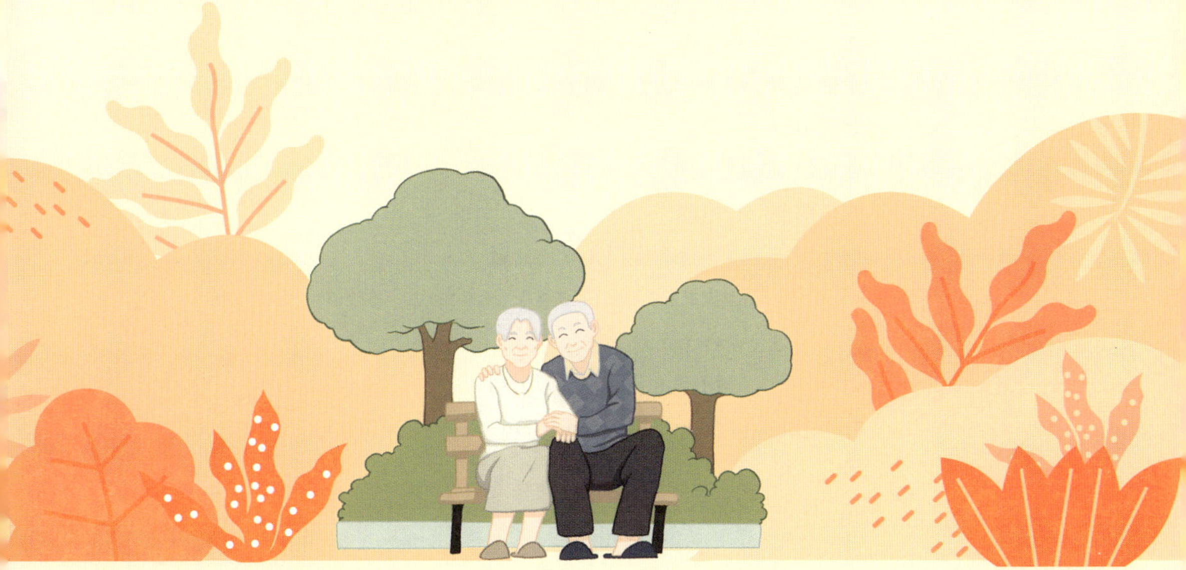

中国协和医科大学出版社
北　京

图书在版编目（CIP）数据

千金难买老来“康”/ 季福绥，刘辉主编．—北京：中国协和医科大学出版社，2025.5（2025.7 重印）．

ISBN 978-7-5679-2325-6

Ⅰ．①千… Ⅱ．①季… ②刘… Ⅲ．①养生（中医）–普及读物 Ⅳ．① R212-49

中国国家版本馆 CIP 数据核字（2023）第 225749 号

主　　编 季福绥　刘　辉
责任编辑 李元君　赵　薇
封面设计 邱晓俐
责任校对 张　麓
责任印制 黄艳霞
出版发行 **中国协和医科大学出版社**
（北京市东城区东单三条 9 号　邮编 100730　电话 010-65260431）
网　　址 www.pumcp.com
印　　刷 三河市龙大印装有限公司
开　　本 710mm × 1000mm　1/16
印　　张 19
字　　数 190 千字
版　　次 2025 年 5 月第 1 版
印　　次 2025 年 7 月第 2 次印刷
定　　价 58.00 元

编委会

名誉主编

王　辰　中国医学科学院北京协和医学院

主　　编

季福绥　北京医院

刘　辉　中国医学科学院医学信息研究所

编　　者（按姓氏笔画排序）

于　彬　中国中医科学院广安门医院

于　淼　中国医学科学院北京协和医院

马欣昕　北京医院

马琳琳　北京医院

王　平　中国医学科学院北京协和医院

王　斌　中国医学科学院北京协和医院

王春耀　中国医学科学院北京协和医院

东　洁　中国医学科学院北京协和医院

朱愿超　北京医院

华　彬　北京医院

刘　洋　北京医院

刘　辉　中国医学科学院医学信息研究所

刘慧菁　北京医院

李　彭　北京医院

李乃适　中国医学科学院北京协和医院

何欣搬　天津医科大学

张　洁　北京医院

武文斌　北京医院

范东伟　北京大学第三医院

季福绥　北京医院

金建秋　北京医院

黄剑锋　北京医院

赖雅敏　中国医学科学院北京协和医院

裴开颜　国家卫生健康委科学技术研究所

廖　艳　北京中医药大学

总协调人

李　扬　中国医学科学院医学信息研究所

学术秘书

童惟依　中国医学科学院医学信息研究所

名誉主编　王　辰

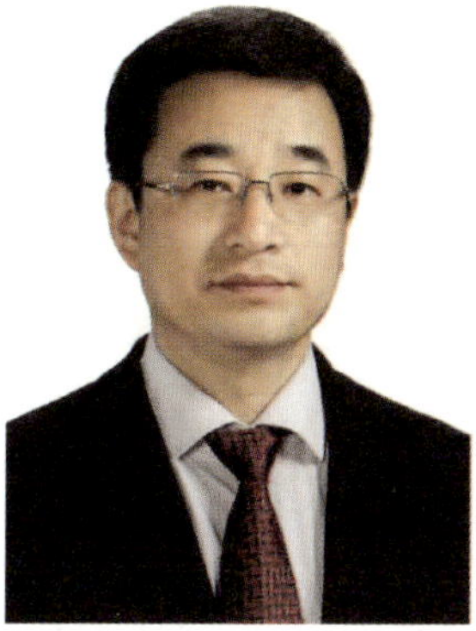

王辰，呼吸病学与危重症医学专家。中国工程院院士，美国国家医学科学院、欧洲科学院外籍院士，欧洲科学与艺术学院院士，中国医学科学院学部委员。中国工程院副院长，中国医学科学院院长，北京协和医学院校长，国家呼吸医学中心主任。担任世界卫生组织多项重要专业职务。*Chinese Medical Journal*（中华医学杂志英文版）总编辑。

长期从事呼吸与危重症医学临床、教学与研究工作。主要研究领域包括呼吸病学、群医学及公共卫生。在慢性气道疾病、肺栓塞、呼吸衰竭、新发呼吸道传染病、控制吸烟等领域作出多项重要创新，改善医疗卫生实践。在 *New Engl J Med*、*Lancet* 等国际权威期刊发表论文 300 余篇。获得国家科技进步特等奖、一等奖、二等奖。

作为学科带头人以先进理念引领我国现代呼吸学科健康发展。推动和创立我国住院医师和专科医师规范化培训制度、“4+4”医学教育制度和群医学学科。

主　　编　季福绥

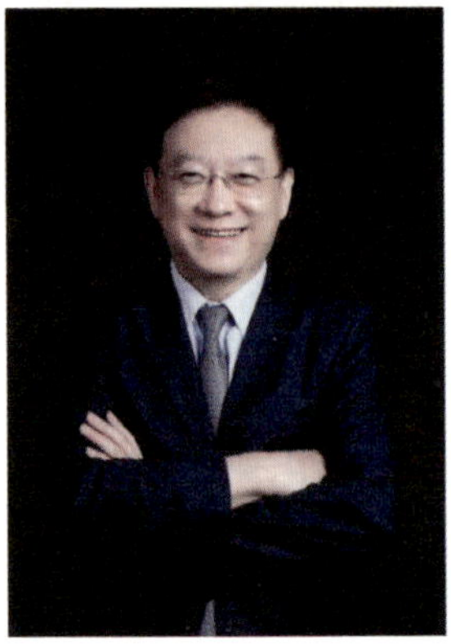

季福绥，北京医院院长，博士生导师，主任医师，全国人大代表。北京医学会副会长，北京医学会心血管内科分会候任主任委员，中国老年学和老年医学学会心血管病分会第一届常务委员，中华医学会心血管病学分会第十一届委员会全国委员、老年学组组长，中国医师协会心血管委员会全国委员，中华医学会北京市心血管分会常委，北京医师协会心血管内科分会常务理事。

主要从事老年心脏病学的研究和冠心病的介入诊断及治疗，近年来致力药物球囊在冠心病中的应用，尤其是针对老年冠心病患者，具有丰富的临床经验。主编国内第一部《药物涂层球囊在心血管疾病中的应用》，副主编《心脏病药物治疗学》，参编《药物涂层球囊临床应用中国专家共识》和《高龄老年冠心病诊治中国专家共识》。

主　　编　刘　辉

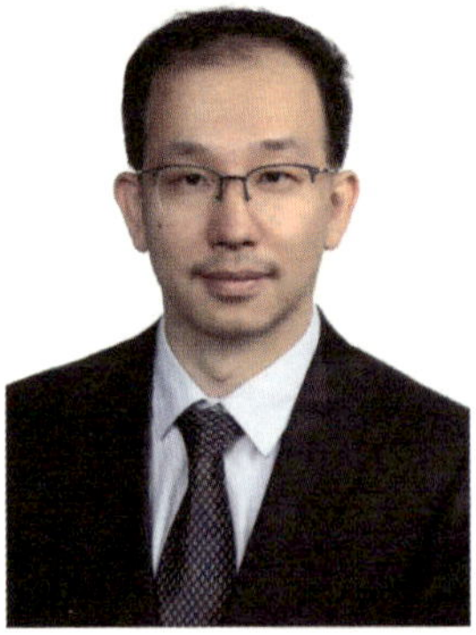

刘辉，研究员、博士生导师。担任中国医学科学院医学信息研究所所长，智能医学知识工程与决策实验室主任。第一届全国高等学校智能医学工程专业教材评审委员会主任委员，《中国医药导报》主编，*Informatics and Health* 执行主编。中国医师协会人文医学专业委员会副主任委员，世界卫生组织卫生和生物医学信息合作中心主任。

主要研究方向医学信息学、健康管理学、卫生管理学，致力智能医学知识工程与健康医疗大数据挖掘研究。主编《公众健康信息学》《2021 年健康北京行动发展报告》《中国互联网医院蓝皮书》，执笔完成多部政府咨询报告。

前言

老龄化是人类社会发展的必然结果，亦是人类文明的常态，社会应以积极的态度对待。我国是世界上老年人口最多的国家。截至 2022 年底，我国 60 岁及以上人口约 2.8 亿人，占全国人口的 19.8%，其中 65 岁及以上人口约 2.1 亿人，占全国人口的 14.9%。我国老年人整体健康状况不容乐观，近 1.8 亿老年人患有慢性病，患有一种及以上慢性病的人群比例高达 75%。老年健康问题不仅给个人、家庭带来了经济和精神负担，也增加了国家的医疗保障压力。老年健康同时关乎经济发展、社会文明和人民福祉。提高老年人的健康水平、改善老年人生活质量、实现健康老龄化任重而道远，老年健康促进行动亟待实施。

健康和生命是人类的终极利益，现代医学如何能从以疾病诊治为中心转变为以整体健康状态的综合提升为中心，如何从以关注患者个体转变为关注全人类健康，是值得重视的问题和使命。很多老年人在日常生活中遇到健康问题时，缺乏可靠的医学资料得以参考，没有权威医学力量可以借助，故而迟迟寻求不到科学、正确的答案。《千金难买老来“康”》这本书便是以促进老年群体的整体健康为目的，在科普书籍中实现医患共御疾病，提升健康信息知晓率和健康素养水平。

本书由具备丰富临床经验、善于进行科学普及的医生和研究人员撰写。以老年人的生理健康、心理健康、社会健康和环境健康需求为出发点，针对老年人关心的问题逐一设专章阐述。全书共分为健康生活和预防保健两篇，图文并茂地从基础医学知识、疾病防治等方面对数百个问题进行解答，遣词造句深入浅出，兼备权威性、可读性、实用性。本书可供老年人群及其子女、陪护人员参考使用。

本书历经几次修改，成书离不开各位医生、专家百忙之中抽出时间尽心写作、耐心配合，以及出版社的全力协助。本书为首次出版，内容虽已进行验证并反复修改，但仍可能存在不足之处，望广大同仁及读者朋友们及时反馈指正，以便完善。

最后，希望此书能切实解决老年读者的疑惑，帮助老年人群健康生活习惯养成和积极心态养成，为健康老龄化作出应有贡献。

2025 年 1 月

目录

上篇：健康生活

下篇　预防保健 /121

第十四章　老年人常见的消化系统问题 /205

第十五章　老年人常见的泌尿系统问题 /218

第十七章　老年人常见的耳、鼻、喉问题 /235

第十八章　老年人常见的口腔问题 /251

第十九章　老年人常见的皮肤问题 /262

第二十章 老年女性常见的妇科问题 /267

第二十一章 | 老年女性常见的乳腺问题 /273

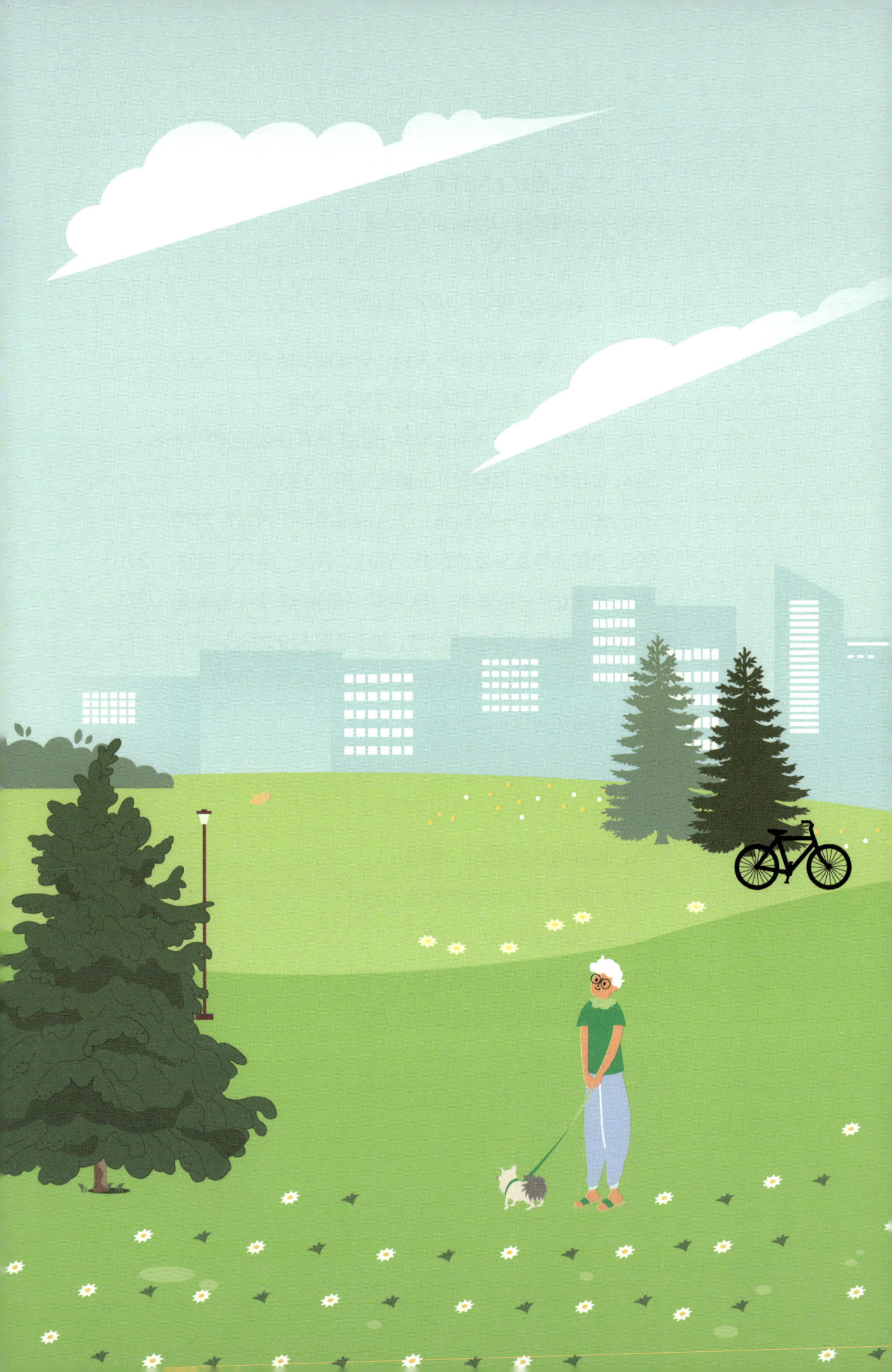

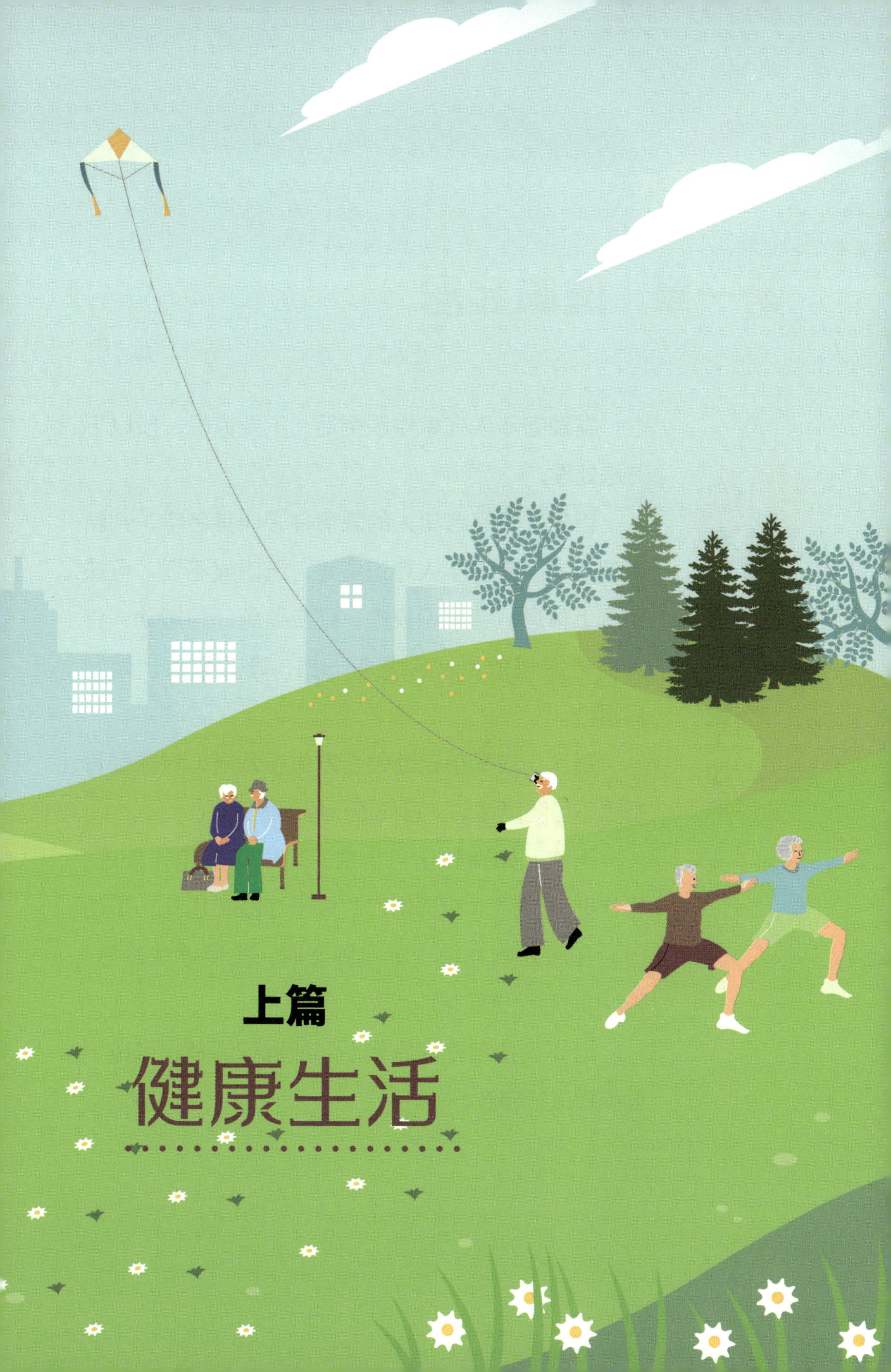

上篇

健康生活

第一章 | 健康起居

1 老年人跌倒后家人如何处理及如何自救？

发现老年人在家中跌倒后，不要惊慌，按以下方法处理。

首先，观察老年人的表情并呼叫其名字，判断意识情况。若老年人意识清楚，无明显不适，可扶到床上休息；若意识丧失，则应避免任意搬动，将其身体缓慢放平，头偏向一侧，呼叫救援，做好保暖。

其次，应简单判断是否发生了骨折，对怀疑骨折者不可随意移动，宜先进行局部固定。

再次，如有外伤且出血，可以初步包扎处理。轻伤时，用清水冲洗伤口，以干净纱布包扎；扭伤时，在患处敷冰块；淤血肿胀时，先用冰块冷敷，24 小时后涂抹红花油或贴膏药。

老年人独自在家跌倒后，如意识清楚，可按下面流程进行自救。

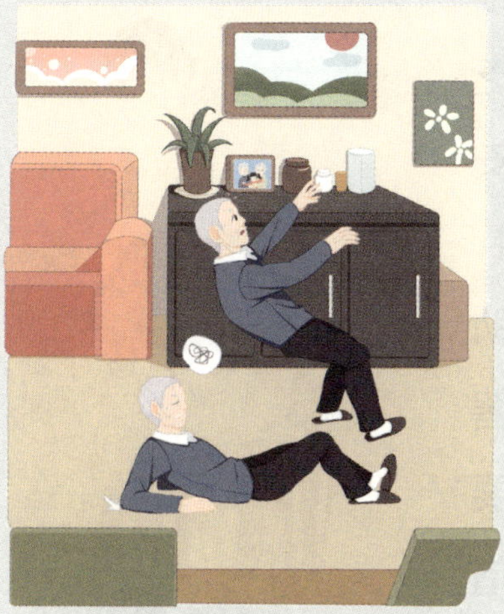

①独自在家跌倒

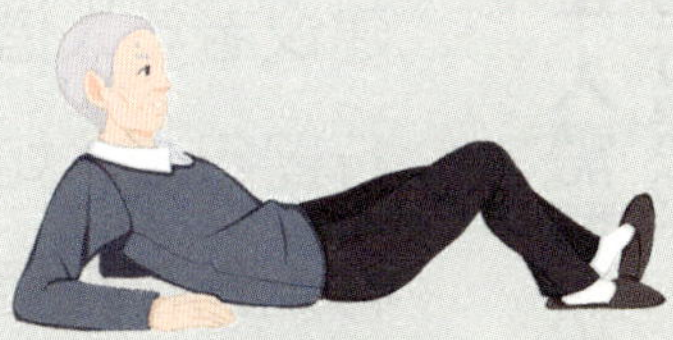

②保持冷静

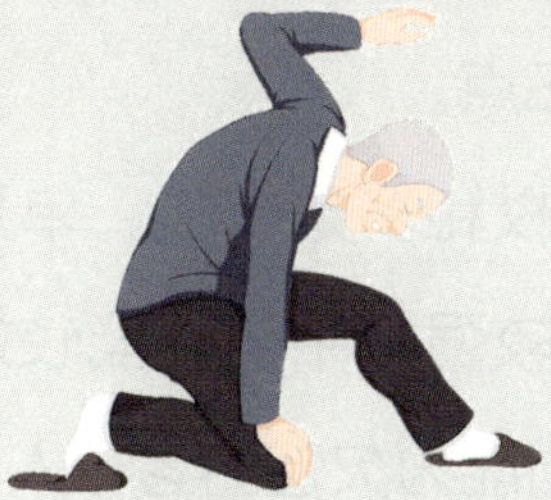

③尝试站起来

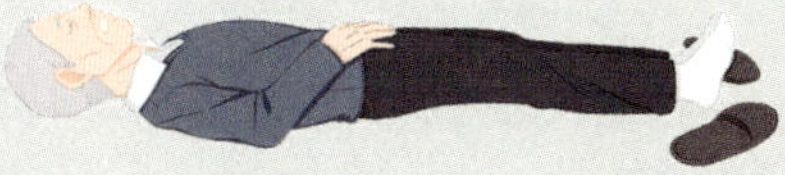

④无法站起来

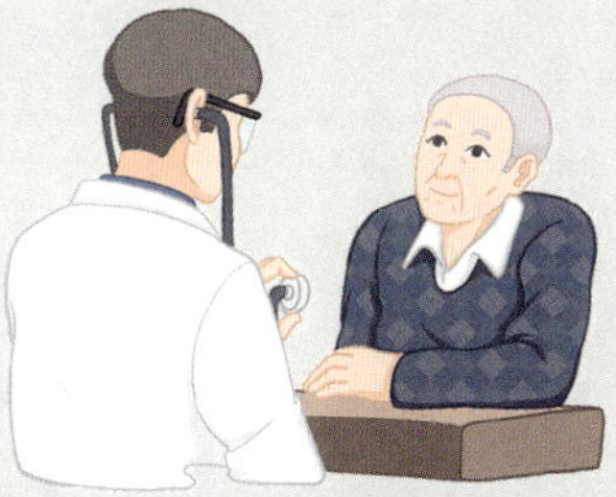

⑤借助家具等站起来，休息，如有需要，前往医院

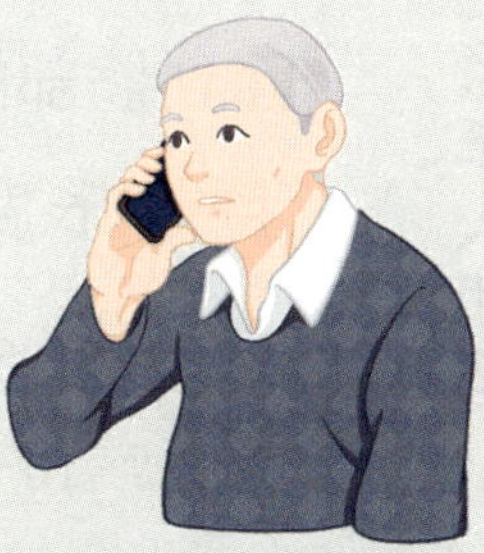

⑥尝试求救：电话、高声呼喊、报警、摔东西、砸房门等

2 哪些老年人需要拐杖或轮椅等助行器？

如果老年人出现走路费力、步态不稳、虚弱乏力等情况，影响到行走安全、增加了跌倒风险时，建议老年人借助拐杖等助行器行走。如借助助行器行走仍存在困难，或需要远距离外出时，可考虑借助轮椅。

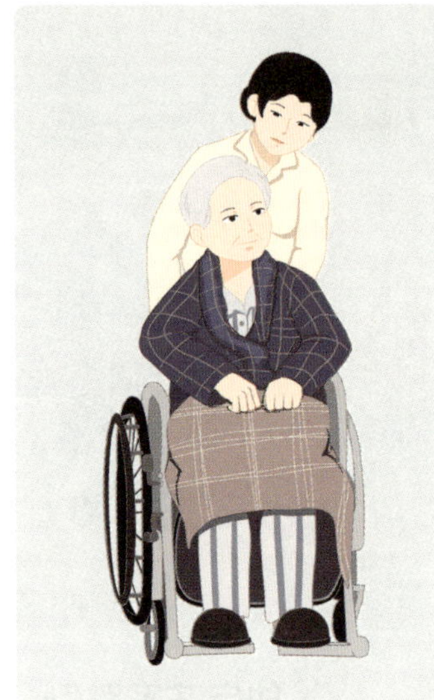

3 行动不便的老年人如何选择拐杖？

选择拐杖需要考虑以下三点。

（1）类型：分为单足拐杖和多足拐杖。单足拐杖适用于握力好、上肢力量较强且平衡功能较好的老年人，多足拐杖适用于平衡能力欠佳的老年人。

（2）拐杖长度：拐杖的长度通常根据身高决定。老年人穿鞋站立，地面到髋部的高度即为手杖的长度。

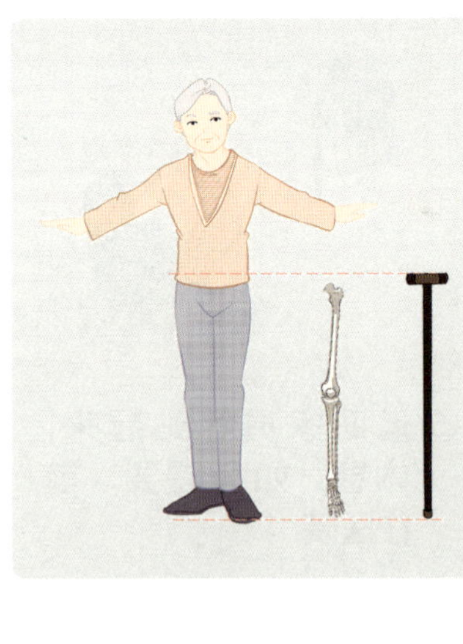

（3）材质：应选择底端带有强韧性橡胶的拐杖，有助于行走时增大与地面的摩擦力，也更为安全。

4 行动不便的老年人适合用什么样的轮椅？

老年人在选择轮椅时应注意“三度”。

（1）座椅宽度：当老年人端坐在轮椅上时，臀部两侧均应留有 2.5 厘米左右的空隙。如座椅过窄，会造成老年人活动受限，影响舒适度；如过宽，会导致老年人可活动空间过大，容易发生侧歪。

（2）座椅深度：老年人端坐在轮椅上，膝关节应超过座椅前缘约 5 厘米，有利于老年人起坐。轮椅深度过浅会影响稳定性，容易造成身体前倾而跌倒；过深则影响膝关节屈曲，双脚自然下垂后无法平放于地面上，起立时往往需要老年人向前挪动身体才能站起，这个过程也存在跌倒风险。

（3）扶手高度：要高于肘关节 2.5 厘米左右，既可以保证安全，又不影响老年人活动。

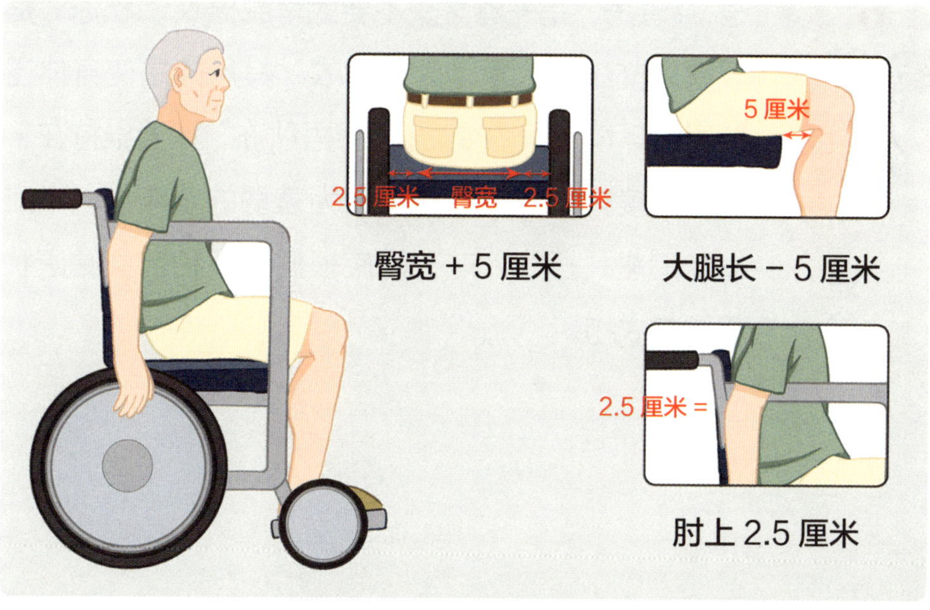

臀宽 + 5 厘米

大腿长 − 5 厘米

肘上 2.5 厘米

5 老年人怎样起床更安全？醒来为什么不宜立刻起床？

老年人安全起床应做到“起床三部曲”，即睡醒静卧 30 秒后再坐起，坐起静坐 30 秒后再下床站立，站立停留 30 秒后再行走活动。

之所以要做到“起床三部曲”，是为了防止直立性低血压的发生。顾名思义，直立性低血压往往发生在体位变化时，如醒后起床时、久坐马桶后站立时、低头捡东西起身时等。突然的体位改变导致血压来不及调节而出现一过性下降，引发脑供血不足。此时老年人容易出现头胀、头痛、头晕、突然看不清东西等症状，是造成跌倒的重要因素之一。因此，老年人在变换体位时应动作缓慢，切勿着急。

6 『春捂秋冻』适合老年人吗？

“春捂秋冻”是适用于中原地区的古老养生谚语，“春捂”指冬春之交不要太早脱棉衣；“秋冻”指夏秋之交不要太早、太多添衣，其目的是使身体逐渐适应环境气候的变化。“春捂秋冻”需要维持在一定的限度内，尤其是身体较为衰弱的老年人，不应一味追求“捂”“冻”，而应根据天气和自身健康状况增减衣物。

7 老年人穿衣有哪些注意事项？

老年人体力衰退，机体抵抗能力变弱，体温调节功能降低，皮肤汗腺萎缩，冬怕冷、夏惧热。因此，老年人衣着服饰的选择，应以暖、轻、合体、简单为原则。其中，“暖”指要选择保暖性能好的衣物，尤其应做好头部、腹部、腰部的保暖。“轻”指要选择吸汗能力强、通气性好、穿着舒适的衣服。老年人的衣物应合体，切忌选择紧促瘦小的衣服，尤其是领口、腰部和袜口不可过紧。另外，老年人的衣物应款式简单、穿脱方便，不宜有过多装饰物，且应方便洗涤。

---

8 老年人如何选鞋？

老年人选择鞋应注意以下四点。

（1）鞋底：有些老年人存在误区，认为鞋底越厚越舒服，但过厚的鞋底会阻碍老年人对地面障碍物的感知性，易发生危险。另外，应注意鞋底防滑，一般推荐橡胶材质的鞋底，因其具有更好的减震效果和稳定性。

（2）鞋跟：适合老年人行走的鞋跟高度为 2.0～2.5 厘米，有利于缓解行走过程中对整个足部的压力。鞋跟最好是具有一定面积的方跟，能更好地与地面接触。

（3）鞋帮：老年人足踝部韧带松弛，活动过程中易发生扭伤。因此，鞋帮的高度需达到足踝部，以起到支撑和稳固的作用。

（4）鞋带或鞋襻：鞋面处的鞋带或鞋襻，可起到固定足面的作用，但横截面为圆形的鞋带易松动，导致老年人被绊倒，不建议选择。

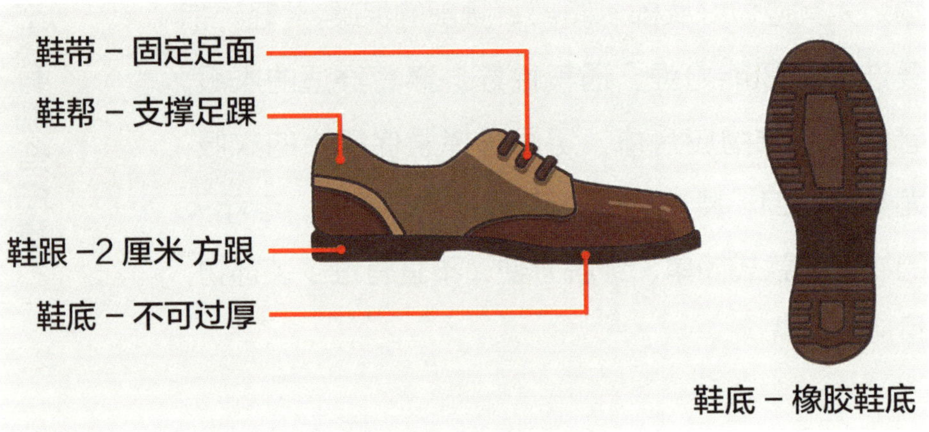

9 老年人洗澡、泡脚需要注意什么？

被动身体加热（洗热水澡、泡脚等）被证实可以提高身体核心温度，改善睡眠质量，但同时需注意以下情况。

（1）温度：水温以 37～40℃为宜，过高的水温容易导致烫伤，尤其是患有糖尿病的老年人。另外，洗澡后环境温度不宜过低，以免着凉。

（2）时间：老年人洗热水澡、泡脚的时间并非越长越好，最好控制在 15～20 分钟。不宜在空腹、餐后 1 小时以内进行，尤其是患有心脑血管疾病及低血压的患者，容易引起脱水、虚脱，要格外注意。

（3）感染风险：已有的皮肤破溃处严禁接触水；此外，洗完后应及时用柔软的毛巾擦净水分（包括足趾缝间的水分），切勿用力或用粗布，以免造成不必要的皮肤损伤。

（4）跌倒风险：热水澡、泡脚均会扩张身体的外周血管而出现血压下降，老年人发生体位改变（如坐位到站位）时容易诱发直立性低血压而出现头晕、跌倒；另外，浴室地面的水渍应及时处理干净，防止老年人因鞋底、足底沾水而滑倒。

---

10 老年人可以染发吗？

染发剂由各种化学物质组成，这些化学物质的成分因染发剂类型而异，其中的苯二胺和氨基苯基被认为是可能的致癌物或诱变剂。目前关于染发剂使用与癌症风险之间关联的证据尚有限，已发现的是染发剂可能会诱发造血系统肿瘤（如白血病、淋巴瘤、骨髓增生异常综合征等）及膀胱癌等。因此，老年人尽量减少染发次数或不染发。

---

11 老年人居室中的温度为多少合适？

通常情况下，人体感应到的舒适温度是 22～25℃。老年人居家的适宜室温可以在此温度上下调整。同时，老年人居家应注意开窗通风，每日通风两次，每次 30 分钟为宜。

12 老年人居家生活需要注意哪些『无障碍』？

老年人可参考下表内容，评估自己的居家环境是否“无障碍”，有利于预防跌倒发生。

1. 通道是否有杂乱物品	□是	□否
2. 地板状况是否良好	□是	□否
3. 地板是否防滑	□是	□否
4. 地板上是否有固定的防滑垫	□是	□否
5. 灯的亮度是否能够让老年人看清东西	□是	□否
6. 在床上是否开关灯方便	□是	□否
7. 晚上外面的路灯、楼道的灯照明是否良好	□是	□否
8. 浴室和浴缸旁是否有扶手	□是	□否
9. 浴室和浴缸旁是否有固定的防滑垫	□是	□否
10. 卫生间是否靠近浴室	□是	□否
11. 室内的楼梯旁是否都有可用的扶手	□是	□否
12. 室外的楼梯旁是否都有可用的扶手	□是	□否
13. 台阶的边缘是否清晰	□是	□否
14. 房屋周围的路况是否良好	□是	□否
15. 上下床是否方便、安全	□是	□否
16. 能否从躺椅上方便安全地站起来	□是	□否
17. 进出卫生间是否方便安全	□是	□否

18. 进出浴室是否方便安全	□是	□否
19. 进出淋浴通道是否方便安全	□是	□否
20. 在不失平衡的状态下，能否轻松拿到常用物品	□是	□否
21. 能否方便安全地将饭菜从厨房拿到餐桌上	□是	□否
22. 能否方便安全地上下室内外的楼梯	□是	□否
23. 能否方便安全地使用入口的门	□是	□否
24. 是否穿有舒适、防滑的鞋	□是	□否
25. 在没有跌倒风险时，能否照看宠物	□是	□否

13 家养宠物对老年人健康有何影响？

饲养宠物对老年人的健康既有积极促进的一面，又存在不良的影响。在国内外的多项研究中均发现，饲养宠物的老年人，其身体和心理健康状况均优于不饲养宠物的老年人，这与照顾宠物过程中与宠物的互动有关。但是，宠物的攻击性行为、寄生虫感染、引发过敏性疾病、导致老年人跌倒等问题也不可避免。所以，提倡健康饲养宠物，建议在选择饲养宠物前权衡爱心、经济条件、精力和老年人身体状况等因素。

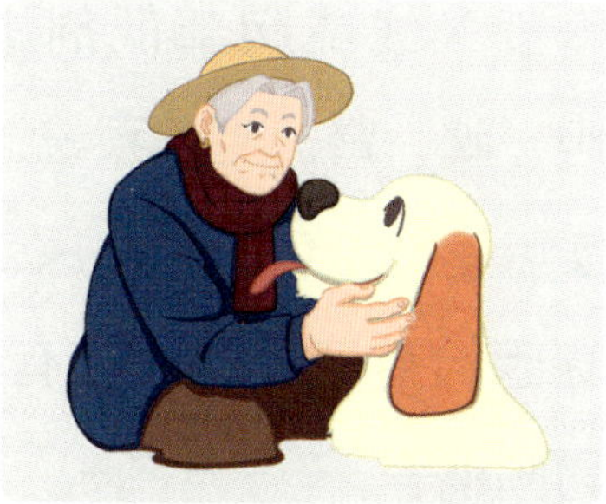

14 抽了大半辈子的烟，到老了有必要戒吗？

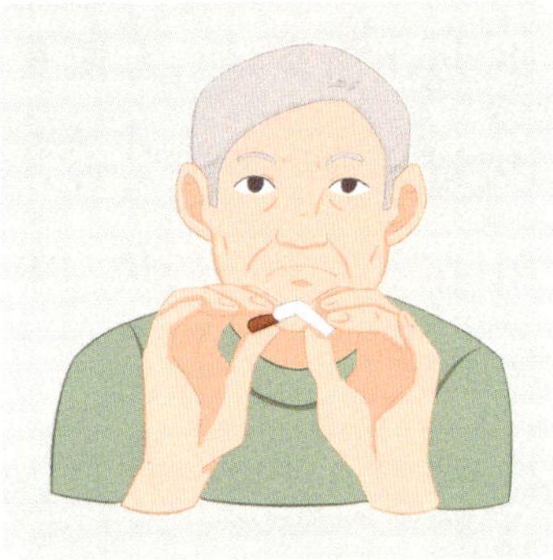

据统计，60岁以上老年人中，吸烟者的死亡率比不吸烟者增加了2倍，比戒烟者增加1.3倍，且吸烟者的死亡率与吸烟的数量成正比。在冠心病、慢性阻塞性肺疾病等老年人常见的慢性病研究中也发现，戒烟可以改善这些疾病的预后，所以无论多大年纪的老年人，都可以通过戒烟获益。

15 老年人体检需要查哪些项目？

体检应该明确目的，对于健康状态稳定的老年人可每年体检1次，而存在比较突出的专科疾病问题的老年人需根据医生的具体建议来执行。

老年人是慢性病、肿瘤的高发人群，所以常规的年度体检项目应覆盖慢性病及肿瘤性疾病的筛查内容。一般包括体格检查、功能检查和实验室检查。体格检查包括内科、外科、眼科、耳鼻咽喉科、妇科（女性）等查体检查；功能检查则包括心电图、胸部X线或胸部低剂量CT扫描、B超（包括肝、胆、脾、肾、生殖系统、甲状腺等）等影像学检查。实验室检查包括血、尿、便三大常规及生化、免疫、基因检查等。其他还有特殊检查项目，如骨密度、胃肠镜等。

16 如何解读老年体检报告？

体检报告上的箭头（↑或↓）和异常数值常让老年人困惑。这些符号提示某项指标超出实验室参考范围，但需注意：第一，老年人因生理功能衰退，部分指标的正常范围可能与年轻人不同，而体检报告中提供的正常参考范围往往是年轻人的标准；第二，单一异常值需结合症状、病史综合判断。另外需重点关注“三高”指标。

（1）高血压：正常范围应为＜140/90 mmHg（普通成人），但老年人可放宽至＜150/90 mmHg（尤其衰弱老人）。≥160/100 mmHg 需警惕心脑血管风险，即使无症状也要就医。需注意，居家测量比诊室血压更可靠（避免“白大衣高血压”）。

（2）高血糖：诊断标准为空腹血糖≥7.0mmol/L 或餐后 2 小时≥11.1mmol/L。注意老年人特殊性，糖化血红蛋白（HbA1c）控制在 7.0%~8.0% 即可，过低易引发低血糖昏迷。

（3）高血脂：关键指标是低密度脂蛋白胆固醇（LDL-C）。无慢性病者应＜3.4mmol/L，糖尿病或冠心病者应＜1.8mmol/L。注意总胆固醇轻度升高（如 6.2mmol/L），若 HDL-C（“好胆固醇”）正常，可能无须过度干预。

体检报告是健康“晴雨表”，但老年人不必因个别箭头过度恐慌。建议保存好报告，每年找固定医生对比解读，结合自身感受（如乏力、胸闷）综合判断，才能真正实现“早发现、早干预”。

17 老年人需要打流感疫苗、肺炎疫苗吗？

流感、肺炎在老年人群中有着比年轻人更高的住院率和死亡率，如果不存在对于疫苗成分过敏的情况，目前国内外均建议老年人接种流感疫苗及肺炎疫苗。需注意的是，流感疫苗需要每年接种1次，而23价肺炎疫苗可最多接种2针（间隔5~6年）。

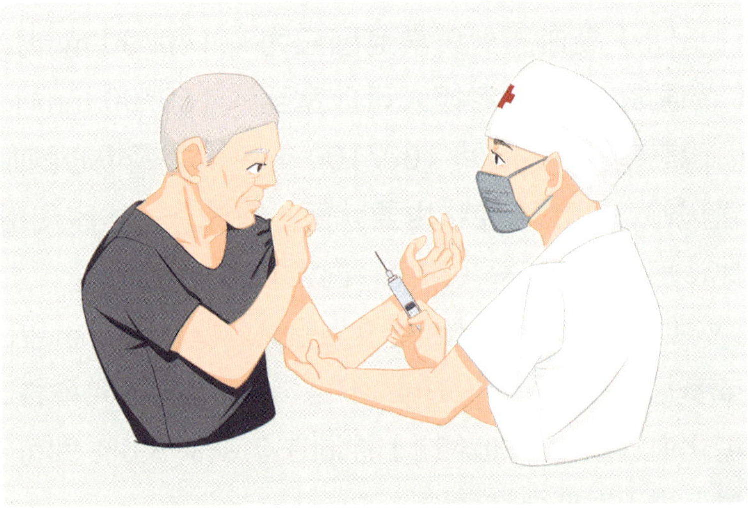

18 拔罐、针灸、按摩有助于老年人身体健康吗？

拔罐、针灸、按摩等传统中医治疗方法的有效性虽然目前暂时没有高等级的循证医学证据，但在疼痛、周围神经炎等疾病的治疗方面具有疗效，正规的拔罐、针灸、按摩是有助于老年人身体健康的。

19 老年人的理想体重指数是多少？如何计算？

老年人的理想体重指数（body mass index，BMI）为 20.0～26.9 kg/m^2。

计算方法：BMI = 体重 / 身高^2（kg/m^2）。

例如，某老年男性，身高为 1.70 米，体重为 70 千克，其 BMI =70/1.7^2 =70/2.89 =24.2(kg/m^2)，该老年人的 BMI 属于正常范围。

20 老年人如何判断自己的体重是否标准？如何保持适宜体重？

老年人日常可以用 BMI 作为判断健康体重的指标。健康成年人（18～64 岁）的 BMI 为 18.5～23.9 kg/m^2，65 岁以上的老年人的 BMI 最好为 20.0～26.9kg/m^2。

不过单由 BMI 来判断体重也不一定准确，如老年人有水肿便不适合。另外，许多老年人虽然 BMI 在正常范围，但其脂肪较多，肌肉组织较少，属于隐性肥胖；相反，一些老年人 BMI 数值虽大，但属于肌肉性肥胖，并不需要减肥。因此，老年人如有条件，可以到医院使用体成分分析仪进行体脂和肌肉量测试。

21 去医院看病怎样和医生沟通病情效率高？

由于老年人常合并患有多种疾病，症状往往不典型，在向医生咨询疾病问题时又容易因记忆力下降出现遗漏，有的老年人就把历年来的所有化验检查结果一并交给医生，导致就诊效率非常低。所以，建议老年人在看医生之前整理并准备好 3 样东西：

①所患疾病清单，包括病名、患病时间、主要的指标（重要的检验或检查指标可以做成汇总的表格或曲线）；②服用药物清单，包括药名、使用方法和剂量、有无漏服或多服情况，有无不良反应情况；③需要咨询的问题清单。

22 老年人走失了怎么办？为什么要随身携带健康卡片？

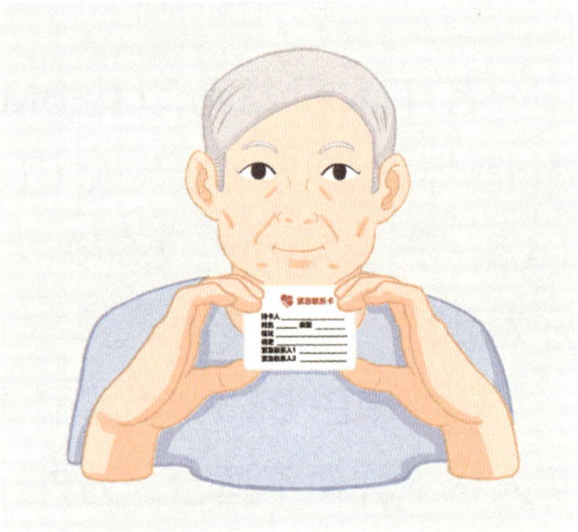

老年人的走失大多由于认知功能下降、定向力障碍所致，老年人无法清楚地回答自己的住址、联系人、疾病和健康情况。对于老年人走失问题仍然要以预防为主，首先尽量避免老年人单独外出，其次需要给老年人佩戴具有定位功能的电子设备（如定位手表、手机等）、紧急联系卡、健康卡等。如果已经发生走失，家属需冷静回忆并整理走失前的穿着、可能走失的场所等信息并报警，同时可通过网络、媒体发布寻人启事。其中健康卡需要记录清楚走失老年人的疾病、用药情况，以便走失的老年人在获得救助时，施救者可根据健康卡记录情况快速予以医疗救助。

（张　洁　武文斌）

第二章 | 科学饮食

23 『千金难买老来瘦』这句话对吗？

许多老年人都知道，肥胖是心脑血管疾病及高血压、高血脂、高血糖等多种慢性病的重要诱发原因，因此常觉得年龄大了瘦一点对健康更有益。常言道“千金难买老来瘦”，听起来好像很有科学道理。

可是您知道吗？许多研究表明，相比青壮年人群，老年人体重过低会大大增加营养不良和死亡的发生风险，使生活质量下降。体重过低对老年人健康有许多不良影响，包括免疫力下降、疾病的易感性增加、骨折风险增加、对应激和寒冷的耐受力下降、损伤愈合缓慢、经不起疾病消耗等。所以，65岁以上老年人的体重标准要略高一点，即老年人稍微胖一点对身体健康更有益，看来“千金难买老来瘦”的传统观点并不正确，需要纠正。

24 老年人有哪些营养需求？

随着人体活动的减少，老年人对能量的需求降低，但对多种营养素的需要并没有减少，特别是对蛋白质、钙、矿物质和维生素的需求还会有所增加。《中国老年人膳食指南（2022）》首次对一般老年人（65 岁至 79 岁人群）和高龄老年人（80 岁及以上人群）分别进行膳食指导，建议应为老年人提供更加丰富多样的食物，每天至少摄入 12 种食物，每周至少摄入 25 种食物，做到谷类为主，粗细搭配、荤素搭配、多色搭配、干稀搭配。尽量吃不同种类的蔬菜和水果，特别注意多选深色蔬菜以及十字花科蔬菜；减少不必要的食物限制，摄入足够量的动物性、大豆类食品。动物性食物包括畜肉、禽肉、鱼虾类及蛋类，这些食物营养价值和生物利用率高，要尽可能地换着吃。高龄、衰弱老年人的咀嚼吞咽能力、消化功能减退情况更为明显，应尽量选择质地细软易消化的食品。对于存在营养不良或营养风险的老年人，在临床营养师或医生指导下，选用合适的特殊医学用途配方食品（医用食品），每天补充 400 ~ 600 千卡，含蛋白质 15~30 克，分 2 ~ 3 次在餐间服用。

25 牛奶的『阴寒』会耗损老年人的阳气吗？

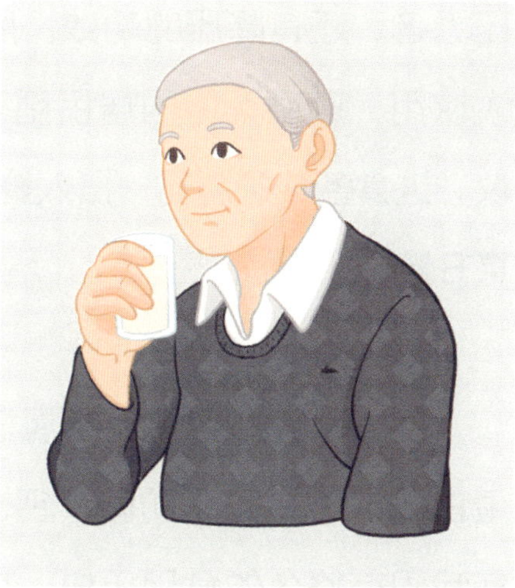

牛奶作为日常生活中不可或缺的一种食物，能够为人体提供所需的蛋白质，也是营养学所公认的优质蛋白食物。同时，牛奶又含有维生素和矿物质等生理活性物质。

既然牛奶有如此多的优点，那牛奶的“阴寒伤阳”又从何而来呢？究其原因，是有部分老年人由于自身“乳糖不耐受”，导致出现腹胀、腹泻，而将此原因冠以牛奶所谓的“阴寒”属性。这类老年人只需饮用酸奶或不含乳糖的舒化奶即可避免上述表现，牛奶也并不会耗损老年人的阳气。

26 老年人需要天天喝奶吗？

答案是肯定的。牛奶的营养物质很多，对于人体的益处很大，老年人本身就有蛋白消化率和吸收率偏低的生理特点，而牛奶蛋白质的氨基酸具有较好的消化吸收率和利用率。同时，牛奶的钙含量较高且易吸收，能预防骨质疏松，尤其是对早期高血压患者，还有降压的功效。所以，牛奶很适合老年人饮用，遵循《中国居民膳食指南（2022）》的建议，进食各种奶制品，摄入量相当于每日 300～500 毫升液态奶为宜。

---

27 老年人需要每日吃大豆及其制品吗？

黄豆、青豆和黑豆都属于大豆，均含有丰富的蛋白质、不饱和脂肪酸、钙、钾和维生素 E。大豆在我国有悠久的食用历史，其蛋白质质量与动物蛋白相似，为唯一富含优质蛋白质的植物性食物。大豆不含胆固醇，且其不饱和脂肪酸比例高达 85% 左右，有助于心脑血管健康，特别适合老年人食用。同时，大豆家族还是“补钙高手”。众所周知，随着年龄的增长，机体骨骼肌会有所衰减，对于增强肌肉来说，富含优质蛋白质的大豆及其制品便成为好的选择。另外，研究表明，大豆还可以降低绝经期和绝经后乳腺癌的风险；大豆中的大豆异黄酮可以有效降低骨质疏松的风险。因此，老年人常吃大豆非常必要，遵循《中国居民膳食指南（2022）》建议，经常吃大豆制品，每日摄入全谷物和杂豆类 50～150 克。

28 老年人能用豆浆代替牛奶吗？

乍一看，豆浆与牛奶同为补充优质蛋白的好手，好像是可以互相替代的，但实际上，豆浆和牛奶是不同种类的食物，在营养上各有所长。

豆浆属于植物蛋白，其蛋白含量和牛奶相当，易于消化吸收，其饱和脂肪酸、碳水化合物低于牛奶，不含胆固醇，富含大量的低聚糖、异黄酮、植物甾醇，对肥胖和血脂异常的老年人非常友好。但豆浆中钙的含量远低于牛奶，锌、硒、维生素 A、维生素 B_2 等含量也不如牛奶。不过，某些老年人会出现乳糖不耐受的情况，可以饮用酸奶或不含乳糖的舒化奶来代替牛奶。所以，牛奶和豆浆各有特点，不能相互代替，建议二者每日都喝一点最好。

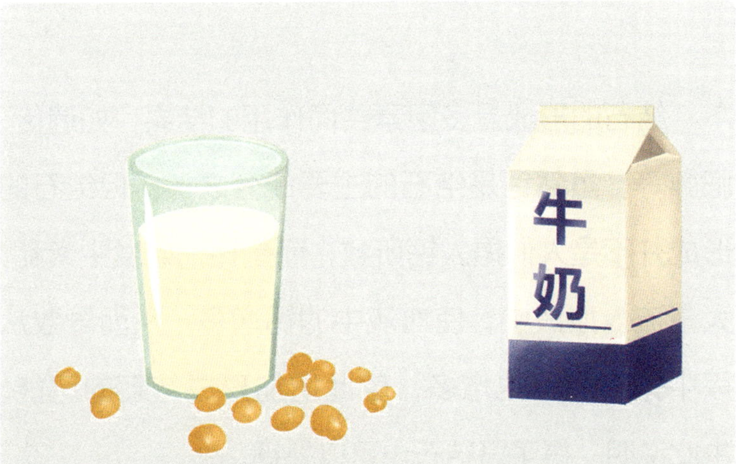

29 长期喝豆浆真的会致乳腺癌吗？

先给大家服一颗“定心丸”，这当然是谣言！

乳腺癌的发病率虽然与高脂肪、高蛋白和高热量的饮食结构存在一定的关联性，但这并不是导致乳腺癌发生的单一因素。研究表明，乳腺癌的发生是遗传、心理、饮食、环境等多因素共同作用的结果，并非饮用高蛋白的豆浆就会致癌。大量的研究显示，大豆及其制品不但不会致癌，反而会降低绝经期和绝经后女性患乳腺癌的概率。其中的大豆异黄酮是一种对人体有益的成分，具有双向调节的作用，即雌激素水平过高，会降低雌激素水平；反之，会维持雌激素的水平。所以，豆浆还是可以放心喝的。

30 老年人得了肾结石能补钙吗？

结石的形成是多因素共同作用的结果，如遗传、肥胖等。虽然钙是结石的主要成分之一，但结石的形成并不是人们摄入钙所致，而是钙代谢发生紊乱，大量流入血液中，使血液中的钙增多，从而导致从尿中排出的钙也增多，就此增加形成结石的可能。由此说明，得了肾结石也可以补钙。

同时还有研究表明，适量补钙可以预防结石。通过膳食摄入的补钙食物，都是经肠道吸收入血，部分钙停留在肠道，与食物草酸结合，形成草酸钙沉淀，从粪便排出。若钙摄入不足，多余的草酸就会进入肾脏，形成肾结石。同时，老年人还是易缺钙的人群，更应该补钙。所以，除非医生嘱咐老年人需要低钙饮食，否则一般情况下都可以补钙。

31 老年人需要补充蛋白质粉吗？

蛋白质粉，顾名思义，是用于补充人体蛋白质的食品，只不过是将蛋白质水解成更利于人体吸收的小分子，本质上与一日三餐摄入的蛋白质并无差别。相对于其他高蛋白食物，其含有的脂肪和膳食纤维都比较少，对于均衡饮食来说这是缺点。

对于健康老年人来说，只要一日三餐蛋白质的摄入量充足，每日都有优质蛋白质（如蛋奶肉、大豆及其制品）的保障，就没有服用蛋白质粉的必要。蛋白质摄入并不是越多越好，多了反而会增加肝肾负担，得不偿失。

消化功能较差且肌肉不足的老年人，可以根据医生和营养师的建议，选择性补充。从营养价值来看，乳清蛋白比大豆蛋白更胜一筹，也更适合人体。

32 燕麦能帮助改善老年人血脂异常吗？

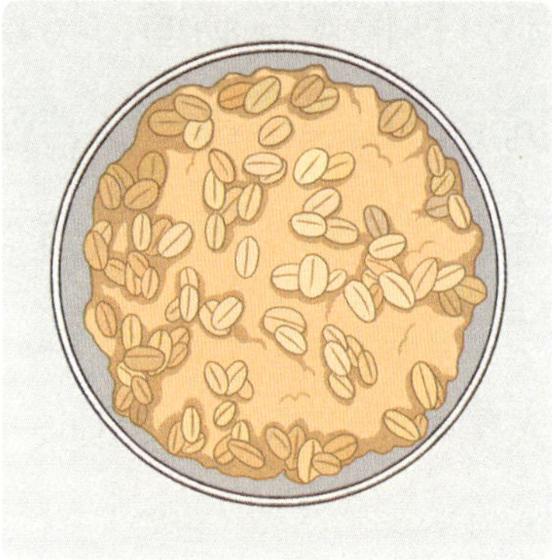

燕麦保留了谷皮（糠）、糊粉层（外胚）、胚乳和谷胚（胚芽）这完整的4层结构，所以称为“全谷物”。多项调查研究显示，燕麦的摄入可以有效地改善血脂异常，最主要原因是燕麦籽粒中的可溶性膳食纤维β-葡聚糖。如果每日膳食中摄入3克以上的β-葡聚糖的燕麦食品（约60克燕麦），就可以有效降低人体低密度脂蛋白胆固醇（LDL-C），即所谓的“坏胆固醇”。同时，老年人高胆固醇血症容易引起冠心病及其他动脉粥样硬化的疾病，那么常吃燕麦的好处就显现了。由此可见，燕麦对于帮助改善老年人血脂异常，是有一定益处的。

33 老年人早餐喝粥营养吗？

这个问题可以从多方面来解答。首先，日常生活中人们喝的白米粥，烹调所用多是精米，而精米作为精制谷物，较全谷物少了许多的膳食纤维、维生素和矿物质；其次，精米升高血糖的能力较糙米高很多，长此以往，容易导致老年人膳食纤维、B族维生素等的缺乏，而且不利于老年人控制血糖。所以，不建议早餐长期喝白米粥。

不过，如果将白米粥换成杂粮粥包括八宝粥（不额外加糖），效果就会改善很多。老年人早餐摄入足量的优质蛋白质非常重要，如果只喝粥也是不推崇的。因此，老年人早上除了可以喝一小碗杂粮粥来补充能量和膳食纤维，还需喝一杯牛奶（豆浆），吃一个鸡蛋，如果再摄入适当的蔬菜水果，营养就更为均衡和健康。

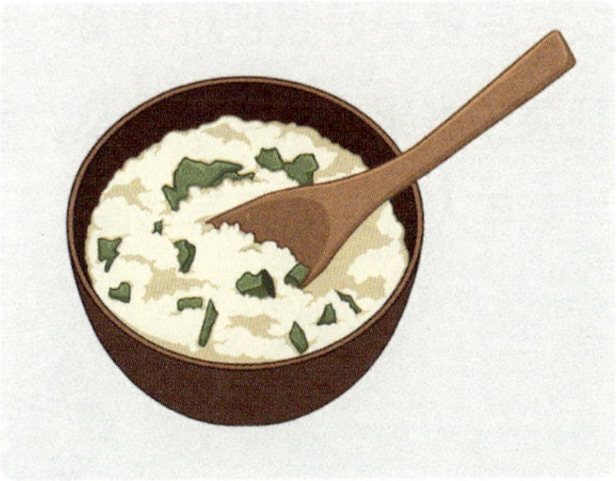

34 牛奶加鸡蛋就是老年人的完美营养早餐吗？

乍一听，牛奶和鸡蛋简直就是早餐的绝配，而事实真的如此吗?

牛奶和鸡蛋都是富含蛋白质的食物，都可以为老年人提供优质蛋白质。需要注意的是，单吃牛奶和鸡蛋，虽然为老年人提供了蛋白质，但没有谷物的摄入，这些蛋白质在体内仅仅发挥“充饥”作用，并不能发挥维持身体新陈代谢的作用，被白白浪费，而且增加肝肾负担。因此，早餐保障蛋白质固然没错，但不能忽略一定量主食的摄入，蛋白质也不是摄入越多越好。所以，老年人的早餐需要种类丰富、营养均衡。根据《中国居民膳食指南（2022）》的建议，早餐最好是保证主食、蛋白质（包括乳制品）、蔬菜（水果）都有所涉及。所以，牛奶加鸡蛋并不是老年人的完美营养早餐。

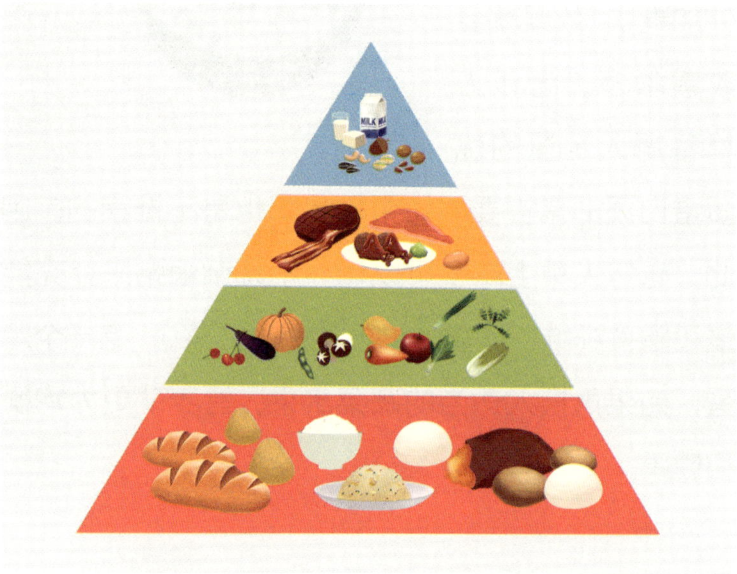

35 老年人都需要营养强化食品和营养素补充剂吗？

人们日常所见到的“补品”，大体分为营养强化食品和营养素补充剂。它们大多是补充人体微量营养素的营养品，只不过营养强化食品是在食物加工过程中添加的，而营养素补充剂多以胶囊、片剂的形式单独服用。

如果老年人膳食摄入不够、消化吸收功能较差、肌肉含量不充足或长期具有慢性消耗性疾病如肿瘤等，建议在医生或营养师的指导下，科学选择自身缺乏的、适合自己的营养强化食品，而且还需要在每日的膳食中增加营养。相反，如果老年人每日的膳食摄入充足且比较均衡，即每日所需的营养都可以在饮食中获取，那也就没必要吃这些额外的营养补充剂了。

36 老年人能把蔬菜水果相互替换吗？

虽然蔬菜和水果都能为人体提供膳食纤维和营养素，但各有千秋，不能相互代替。

首先，蔬菜可选择的种类远多于水果，（深色）蔬菜所含的维生素、矿物质、膳食纤维和植物化合物如花青素含量均高于水果，故水果不能代替蔬菜；其次，水果中的碳水化合物、有机酸、芳香物质比蔬菜多，可避免烹饪导致的营养流失，故蔬菜也不能代替水果。值得注意的是，水果含糖量远高于蔬菜，为控制肥胖，老年人不要吃太多水果，尤其糖尿病患者更要注意。

《中国居民膳食指南（2022）》建议，餐餐有蔬菜，保证每日摄入 300～500 克的新鲜蔬菜，深色蔬菜应占1/2；天天吃水果，保证每日摄入 200～350 克的新鲜水果，果汁不能代替鲜果。

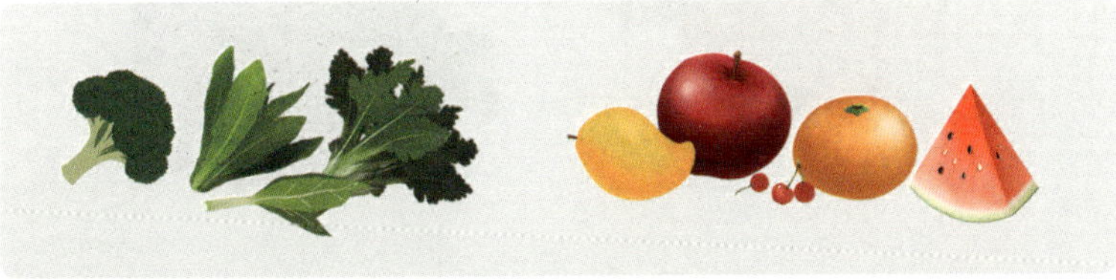

37 老年人适合常喝果汁和蔬菜汁吗？

部分老年人认为，“榨汁”只是改变了蔬菜和水果的“形状”，其中的营养并没有“改变”，且种类可以更丰富。虽然理想很“丰满”，但事实绝非想象这般。

果汁是由水果经压榨去除残渣而形成的，仅这一道工序，就使水果中的维生素 C 和膳食纤维等营养成分有所折损，还大大增加了糖分含量，不仅容易导致体重和血糖升高，还容易损伤牙齿，而且还存在一些卫生安全隐患。同理，蔬菜汁也一样，虽然含糖量没有水果高，但还是尽量不要榨汁，榨成汁的水果和蔬菜都不如完整的蔬果有营养价值。所以，不建议老年人常喝蔬果汁，但偶尔少量喝一喝也无妨，如果有咀嚼和吞咽障碍的老年人可以将蔬果切成小块或捣烂食用。

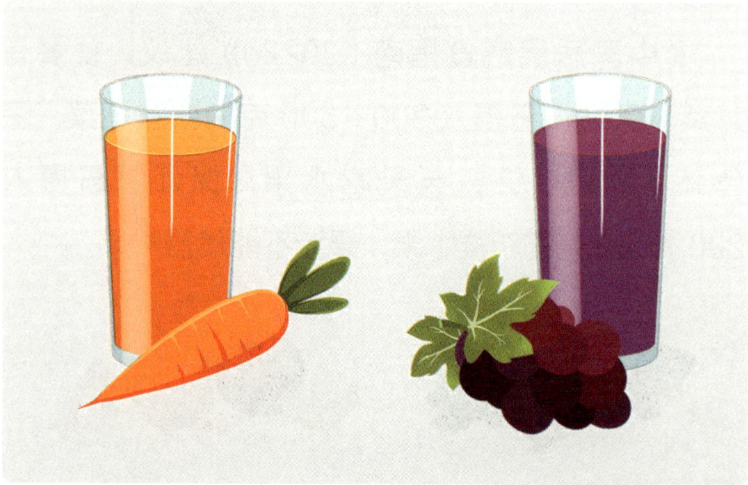

38 老年人何时吃水果最好？

经常有听说“早上吃水果是金，晚上吃水果是铜”，而这个说法并没有科学依据。

首先，老年人吃水果，主要是为了补充体内所需的维生素、矿物质、膳食纤维和一些植物化合物，而对于这些人体所需的营养物质，摄入时间的早晚并没有很大的差别。其次，人体的消化能力与胃肠蠕动有关，与进食的时间并没有太大的关系。一般而言，水果中的碳水化合物含量较高，且有机酸也非常丰富，能够刺激老年人消化腺的分泌，促进胃肠蠕动，有利于食物消化，所以老年人可以在两餐之间适当摄入水果。

但糖尿病患者需要注意，在血糖稳定的情况下，建议在两餐之间食用不超过 200 克的低血糖生成指数水果，并监测血糖。

39 为什么说老年人吃蔬菜需要『好色』？

蔬菜因为富含维生素、矿物质、膳食纤维且能量较低，对于老年人补充微量营养素、保持肠道通畅、减少慢性病发生均具有重要作用。

蔬菜的营养更充分体现在“深色”中。所谓“深色”是指那些深绿色、红色、橘红色及紫红色的蔬菜。比如深绿色的菠菜、油菜，橘红色的胡萝卜、西红柿，紫色的紫甘蓝、红苋菜等。深色蔬菜不仅维生素、矿物质的含量远高于浅色蔬菜，且不同的颜色富含不同的生物活性物质，如 β－胡萝卜素、叶黄素、玉米黄素、番茄红素等。其中，β－胡萝卜素是老年人维生素 A 的主要来源，对眼睛、皮肤和呼吸系统都非常有益；而番茄红素也可降低患癌症的风险。所以，建议老年朋友吃蔬菜“好色”，按照《中国居民膳食指南（2022）》，保证每日蔬菜摄入不少于 300 克，深色蔬菜占 1/2。

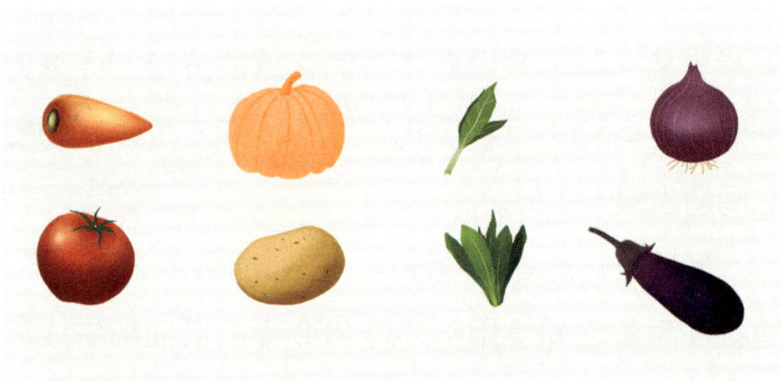

40 老年人到底能不能吃隔夜菜？

蔬菜如绿叶菜做熟放置一段时间后，亚硝酸盐含量会随着时间的延长而增加，若同时体内又缺乏维生素 C，则会和人体的胺类物质发生反应，形成亚硝胺。这个亚硝胺就是常说的 I 类“致癌物质”。而实验表明，剩菜隔夜放置冰箱 12 小时，在一般情况下亚硝酸盐增加的量并不明显，其危害不大。所以，不用太过紧张，“隔夜菜”并不是绝对不能吃。

需要注意的是，如果确实一顿无法吃完，需要把做好的菜用干净的勺子立刻盛出一份，放进保鲜盒里，不再翻动并放进冰箱冷藏。再次食用时，需加热到 100℃，持续 3 分钟以上。但这样反复加热，一方面，会损失食物中的营养；另一方面，如果保存或加热不当，致病风险也大大提高。所以，最好还是做菜有计划，避免剩菜，减少吃隔夜菜的可能。

41 如何烹调能够减少维生素的损失？

老年人要想从食物中获得足够的营养，不单是要保证食物“量”的充足，还要从烹调方式入手，做到“生吃为妙，先洗后切，急火快炒，炒好即食，加醋勾芡，上浆挂糊，慎用碱类”。

首先，“生吃为妙”是指那些能生吃的蔬菜如西红柿、黄瓜等，尽量生吃，减少营养物质的流失。其次，为了保留营养，建议先洗后切，且不要切太碎。如果老年人有咀嚼或吞咽障碍，可以切碎一些以方便吞咽。再次，建议急火快炒，少油少盐，防止油温过高，且炒好后尽快食用，以免在空气中存放的时间较长造成营养流失。最后，建议炒叶菜时加些淀粉，能更好地保护维生素，而且也要慎用碱类。

同时，老年人还可以根据自己的需要多采用蒸、煮、炖、焖、快炒的方式，尽量避免煎、炸、熏、烤。

42 老年人吃肉也分三六九等吗？

俗话说“吃四条腿不如两条腿，两条腿不如没有腿”，即老年人吃肉要分“三六九等”。

这是因为“四条腿”的“红肉”——畜肉，饱和脂肪含量较多，摄入较多会增加患心血管疾病和肿瘤的风险。但这不代表不能吃红肉，适量食用精畜肉对预防缺铁性贫血是很有帮助的。而腌制肉等加工肉类要尽量少吃，包括煎、炸、烤等，建议选择蒸、煮、炒的烹调方式。

“两条腿”禽类的脂肪含量较低（特别是去皮禽类），与畜肉相比，禽类的脂肪酸组成更好，建议常食。“没有腿”的水产品含有丰富的不饱和脂肪酸，如二十二碳六烯酸（DHA）和二十碳五烯酸（EPA），能预防老年人血脂异常及心血管疾病，所以更为推荐。《中国居民膳食指南（2022）》建议鱼、禽、蛋类和瘦肉摄入要适量，平均每日120～200克。

43 『红肉』成了一级『致癌物』，老年人还能吃吗？

致癌物分级，依据的是致癌证据是否充分，并不表示这些物质的致癌风险大小，而且致癌物与是否得癌症不能简单对应。癌症是由多种因素而非单一因素造成，离开摄入量谈食品的致癌风险是没有意义的。因此，老年人谈肉色变、不吃“红肉”，那就有点太偏激了。

相比之下，食品卫生和膳食均衡更值得大家关注。相对于禽肉、鱼肉这类“白肉”，“红肉”富含铁、锌等微量元素，特别是血红素铁更易被人体吸收，适量吃些“红肉”是有益健康的。但是，食用“红肉”需控制好摄入的量，可与“白肉”、蔬菜水果、豆类制品等搭配食用。

---

44 老年人喝汤比吃肉更营养吗？

首先需要明确，汤的营养远远不如肉。汤中含有的仅为少量的可溶性营养物质，包括一些氨基酸、维生素和矿物质，但肉中却富含优质蛋白质、脂肪、矿物质及维生素等营养物质。肉中的蛋白质大多存在于肌肉组织，这些蛋白质并不会随煲汤时间的延长而溶解在汤中。若盲目喝汤不吃肉，不利于老年人补充身体所需的蛋白质和微量元素，而且部分肉汤中的嘌呤和脂肪含量并不低，喝太多的汤反而不利于老年人尿酸及血脂的调控。

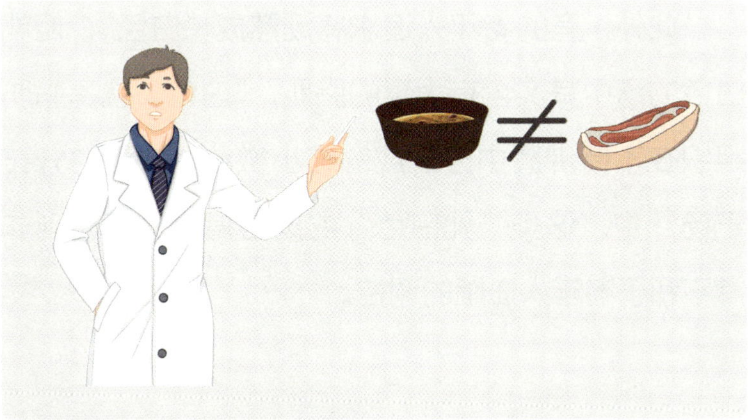

然而肉汤也并非不能喝，建议老年人适量喝汤，同时也将汤中的肉一并食用。对于胃肠消化功能不佳的老年人而言，汤类或流食更有利于其消化吸收，可以考虑将汤中的肉、蛋或者蔬菜等搅碎后一同食用。

---

45 汤熬得越久越营养吗？

很多老年人笃信“老火靓汤”“汤煲得越久越营养”，事实上，这种观点并不正确。

若是用带皮的肥肉煲汤，则饱和脂肪酸和胆固醇等物质可随煲汤时间的延长而慢慢析出，如果老年人摄入过多，则患心血管疾病、消化道疾病和肥胖的风险将大大增加。而对于菜汤来说，煲汤的时间越长，蔬菜中的维生素，特别是维生素 C 等会受到更多破坏，一些可溶性的物质如钾等也会增加，给肾脏带来负担。

此外，有的老年人追求将汤熬成“白色”，但乳白色的汤中其实含有大量的脂肪。“白色”就是脂肪组织在不断沸腾中分解成的细小微粒，并均匀分布于汤汁中。这类“乳白色”的汤若摄入过多，则非常不利于老年人血脂的调控。

46 老年人吃什么食物补铁？

说到补铁，老年人要记住两条“法则”：一是摄入铁含量高的食物，二是选择铁吸收率高的食物。

含铁丰富的食物有动物肝脏、瘦肉、木耳、紫菜等。就食物中铁的吸收率而言，动物性食物主要含血红素铁，吸收率高；而植物性食物主要含非血红素铁，吸收率较低。所以对于食物补铁，动物肝脏和动物血是最好的选择，每日吃几十克就能满足铁的需求。猪肉、牛肉、羊肉等“红肉”相比鸡、鸭、鱼、虾等“白肉”含有更多的血红素铁，也有着更优秀的补铁能力。

此外，茶叶中的单宁、植物性食物中的草酸和植酸可与铁结合成不易溶解的络合物，影响铁的吸收，烹调时应先用水焯去除；维生素 C 可以促进铁的吸收和利用，可以适当补充。

47 老年人食素真的更健康吗？

食素可分为全素、蛋素、奶素、蛋奶素等。全素指完全戒食动物性食物及其制品；蛋素指食用蛋类及相关制品；奶素指不吃肉类，但会摄入奶类及其制品；蛋奶素指不戒食蛋奶类及制品。

食素虽能控制老年人对胆固醇和脂肪的摄入，但无法完全满足老年人对全部营养的需要，不建议老年人长期食素。就蛋白质而言，动物性食物中多为优质蛋白质，其消化吸收利用率高，更能满足人体健康需要。此外，长期食素还可能导致老年人维生素 B_{12}、维生素 D、钙、铁、锌等营养素缺乏。

因此，若老年人选择长期食素，建议蛋奶素，还需注意在日常生活中增加大豆及其制品的摄入，常吃坚果、海藻和菌菇，并适当增加全谷物，食用多种植物油，特别是适量选择亚麻籽油和紫苏油来满足必需脂肪酸的需要。

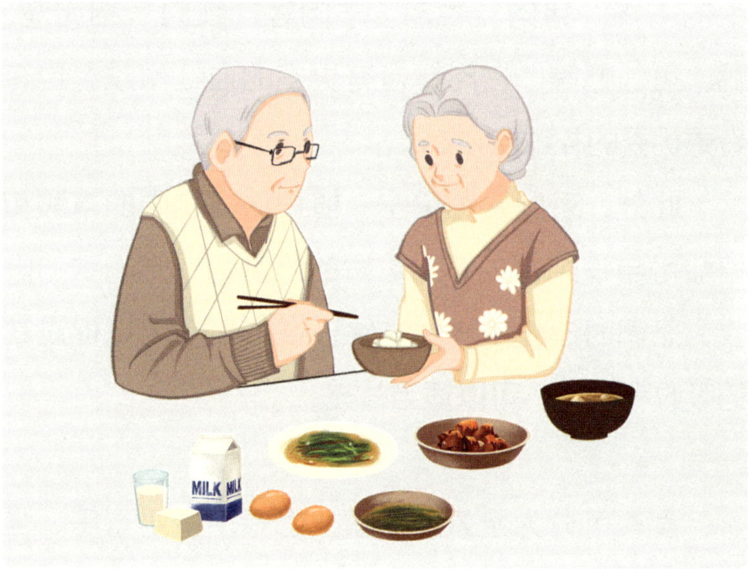

48 老年人清淡饮食能吃肉吗？

部分老年人看到医生给出“清淡饮食”的建议，就认为不能吃肉，实则不然。清淡饮食是指烹饪少放盐，控制食用油，选择低脂肉，尽量不吃糖，荤素 1：3。医生的建议是“限肉”而非“忌肉”。若老年人长期不摄入肉类，不仅影响优质蛋白质的摄入，使老年人免疫力降低，还会大大增加患缺铁性贫血的风险。

对于老年人来说，肉是需要吃的，但建议选择“低脂肉”，即吃瘦肉，并且应与禽畜肉、海产品搭配进食。对于胃肠功能较弱的老年人，可以适当多食用鱼肉，因其所含蛋白质营养较高，还含有丰富的不饱和脂肪酸，更易于消化。此外，清淡饮食除了关注吃肉，还需关注控油、减盐、减糖，荤素搭配。

---

49 『土鸡蛋』真的比『洋鸡蛋』营养好吗？

鸡蛋的营养成分主要取决于母鸡的食物。虽说散养的土鸡一般吃虫子、草籽等天然食物，养鸡场圈养的鸡吃的是配方饲料，但是无论鸡吃什么，下的鸡蛋都要满足小鸡孵化的需要，因此两种鸡蛋提供给人体的营养成分的种类是一样的。经检测发现，土鸡蛋和普通鸡蛋在营养成分上的差异并不大。一般来说，土鸡蛋个头偏小，但蛋黄比例较大，其胆固醇含量更高一些。需要警惕的是，有一些不良商家为了让蛋黄看起来颜色更深，想方设法地使用添加剂，从而增加了土鸡蛋食品安全上的风险。此外，因为并没有严格的“土鸡蛋”国家标准，还有可能购买到价格更高的假“土鸡蛋”。

50 皮蛋含铅，会不会引起阿尔茨海默病？

当然不会。传统的皮蛋制作工艺为了呈现出“松花”的效果，便在制作工艺中加入了氧化铅。而皮蛋的现代制作工艺中，已用碘、铁、锌等来替代铅，且含铅量不超过 0.5 毫克 / 千克的国家标准。

现在大多数皮蛋采用的是无铅工艺，虽然不代表完全不含铅，但只要是符合国家标准的无铅皮蛋，就完全可以放心食用。因为其含铅量与人们日常吃的肉制品、鱼类等含铅量相近，可以被人体正常代谢排出，并不会引起神经毒性。但是皮蛋经过腌制，其钠含量比腌制前增加了 4 倍，食用过多会增加高血压患病风险，且 B 族维生素也受到了破坏，蛋白质含量也有所减少，营养价值也随之降低。因此，建议老年人还是少吃或尽量不吃皮蛋。

51 老年人吃鲍鱼和鱼翅的营养价值有多高？

营养分析发现，鲍鱼和鱼翅并没有那么高的营养。

一枚鸡蛋和一只鲍鱼相比，二者蛋白质含量虽差不多，但鸡蛋的脂肪、胆固醇和能量均比鲍鱼高，而其他营养成分的比较也没有太大的不同。如果吃新鲜鲍鱼的话，还有患寄生虫病的风险。

另外，研究也证实，鱼翅的主要成分是胶原蛋白，是一种低品质蛋白质，其蛋白质质量比不过鸡蛋和肉类，并不利于人体吸收。此外，由于海水中

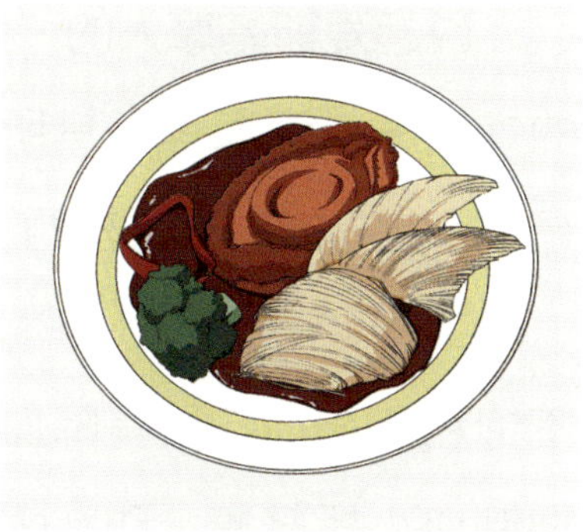

的汞和其他重金属含量较高，而鲨鱼处于海洋食物链顶端，因食物链富集而体内累积大量重金属，因此鱼翅重金属污染也很严重。

综上，鲍鱼和鱼翅的营养价值并不高。如果要补充蛋白质，可以选择鸡蛋、淡水鱼肉、鸡胸肉等优质蛋白，不仅营养价值高，价格也合适。

---

52 老年人为什么要少摄入饱和脂肪酸？

人体内的脂肪酸按饱和程度可分为饱和脂肪酸、单不饱和脂肪酸和多不饱和脂肪酸。

饱和脂肪酸是不含双键的脂肪酸，虽然人体也需要，但它不属于必需脂肪酸，人体可以自己合成。膳食中的饱和脂肪酸多存在于动物油、肥肉、黄油之中。它在体内非常稳定，不容易代谢，因此，饱和脂肪酸摄入量过高是导致老年人血液中甘油三酯、LDL-C 升高的一个主要原因，从而增加老年人患冠心病的风险。由此可见，饱和脂肪酸的过多摄入，对于已患冠心病的老年人，可以说是“雪上加霜”。

因而，建议老年人要减少摄入饱和脂肪酸，在烹调食物时尽量选用植物油，但某些植物油如椰子油、棕榈油等也含有大量饱和脂肪酸，要注意。

53 二十碳五烯酸为什么被誉为『血管清道夫』？

说起爱斯基摩人的“好基因”，离不开他们日常的饮食——深海鱼，其所富含的 Omega-3 脂肪酸是一个实打实的“好东西”。

二十碳五烯酸（EPA）属于 Omega-3 系列多不饱和脂肪酸，具有降血脂、改善血液循环，以及抑制血小板凝集、动脉粥样硬化斑块和血栓形成等功效。因为 EPA 对心脑血管病有良好的防治效果，所以被誉为“血管清道夫”。

在日常生活中，我国老年人很少摄入深海食物，所以建议老年人有意识地选择富含 Omega-3 多不饱和脂肪酸的海产品，不仅能预防心脑血管疾病，还能延缓老年肌肉衰减。

54 老年人都需要补充鱼油吗？

适量补充鱼油可以帮助老年人调节血脂，补充 Omega-3 多不饱和脂肪酸，维持老年人免疫系统的健康，但是长期过量摄入鱼油却对老年人的健康无益。因为鱼油中的不饱和脂肪酸容易被氧化，如果老年人体内有过多的不饱和脂肪酸，会增强其体内的过氧化反应，反而不利于老年人的健康。

另外，并非所有的老年人都需要通过食用鱼油来补充 DHA 和 EPA，也可以通过食用海鱼、海藻等食物补充。若是不吃鱼类或吃得较少，也可以选择食用适量的亚麻籽油或坚果来补充。所以，老年人可以食用正规的鱼油产品来补充不饱和脂肪酸，但并不是唯一的选择。

55 为什么鼓励老年人食用橄榄油？

橄榄油含有大量的单不饱和脂肪酸，不含胆固醇，除供给人体热能外，还能增加人体内高密度脂蛋白胆固醇（HDL-C）水平，降低LDL-C水平，因此能调控血脂，降低高血压、冠心病、脑卒中等疾病的发生风险。

虽然鼓励老年人日常选用橄榄油，但也并非多多益善，每日的所有烹调油食用总量不宜超过30克。另外，橄榄油分为初榨油和精炼油，前者保留了橄榄油的原味和一些不耐高温的抗氧化物质，不适用于炒菜和煎炸，因为高温会使橄榄油失去营养优势。初榨橄榄油或茶油可用于制作凉拌菜或直接加进蒸煮过的菜肴中，包括制作面条、饺子馅等，均是不错的选择。精炼橄榄油脱去了抗氧化物质，营养不如初榨橄榄油，性质相对稳定，可以用来炒菜。

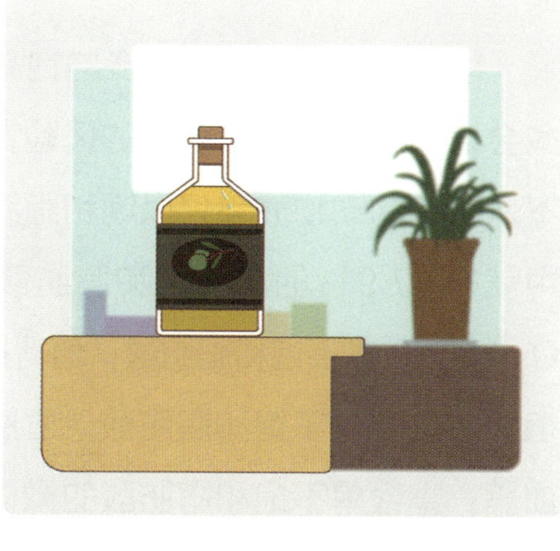

56 老年人为什么要远离『反式脂肪酸』？

研究表明，摄入反式脂肪酸过多，最显著的不良反应是会升高 LDL-C，增加心血管疾病风险，这方面证据比较充分，但反式脂肪酸与糖尿病、癌症的风险关系尚不明确。为了避免过量摄入反式脂肪酸带来的风险，世界卫生组织建议，每日控制其供能比在 1% 以下，也就是大约 2 克。

反式脂肪酸在天然食物中含量不多，多存在于加工食品中，老年人可根据食品外包装上的营养标签、成分及其含量来判断该食品中反式脂肪酸的含量。常见的富含反式脂肪酸的食物包括人造脂肪、人造黄油、植物脂末、奶精、代可可脂、饼干、巧克力、冰激凌、蛋黄派、油炸食品等，老年人应尽量远离。

57 植物油好，动物油香，老年人到底如何选择？

老年人要想选对食用油，就要做到“知己知彼”。

首先，动物油含有较多的饱和脂肪酸，食用过多会增加患心脑血管疾病的风险，需要限制。但并不是所有的动物油都只以饱和脂肪酸为主，如猪油中就有 47.9% 的单不饱和脂肪酸。鱼油中还富含 Omega-3 多不饱和脂肪酸，值得推荐。其次，多数植物油主要含不饱和脂肪酸，适量摄入有利于调控血脂。富含单不饱和脂肪酸的橄榄油、茶籽油更值得推荐。但棕榈油和椰子油比较特殊，其饱和脂肪酸含量也很高，并不建议大量食用。

因此，建议老年人食油多样化，偶尔吃动物油，烹调常用油可选择植物油。烹调油建议购买小包装，经常换用，如普通炒菜用花生油，凉拌菜用初榨橄榄油。

---

58 油条吃多了易得阿尔茨海默病吗？

油条是一种油炸食品，含有明矾和大量的油。明矾的化学名为十二水合硫酸铝钾，持续过量地摄入铝，会对老年人的骨骼及神经系统造成一定的损害，但目前研究结果并不肯定铝和阿尔茨海默病有直接的关系。

虽然油条不会让老年人患上阿尔茨海默病，但是油条对老年人的健康也没什么好处。油条上吸附了大量的油脂，热量过高，长期食用容易导致肥胖，甚至可能形成动脉粥样硬化，进而增加缺血性脑卒中的风险。同时，动脉粥样硬化和缺血性脑卒中还是诱发阿尔茨海默病的危险因素。而且面粉经过高温油炸后，其中的维生素大部分被破坏，营养价值较低。因此，油条虽好吃，但不可长期过量食用，尤其老年人更应该少吃。

59 老年人选择非油炸食品真的『不含油』吗？

很多非油炸食物中其实也含有大量的油脂，如坚果类的花生、瓜子、核桃等，食用3个核桃就相当于摄入了10克的食用油。虽然坚果中的油脂对身体大多有益，但摄入过多也可引起肥胖等相关疾病。

另外，一些看似非油炸的食品，如冰激凌、膨化食品和曲奇类酥脆糕点等，为了增加口感，在制作时会加入部分奶油及食用脂肪，也含有大量的油脂。因此，老年人在日常的食物选择方面，不仅要选择非油炸食品以控制油脂的摄入，还要关注食物中隐藏油脂的含量。最简单的方法是在选购食物时选择食物标签中脂肪比例低的食品。

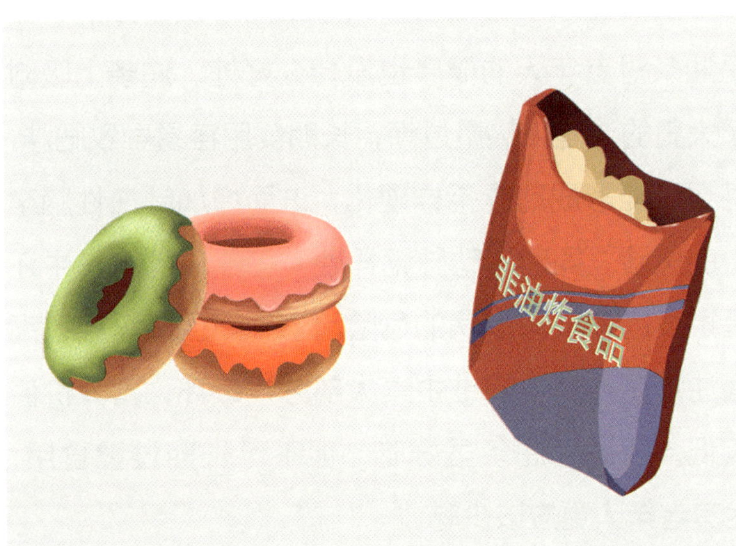

60 老年人要警惕哪些食品是『含盐大户』？

调查结果显示，我国每人每天平均食盐摄入量为 10.5 克，远远超过《中国居民膳食指南（2022）》建议的 5 克。研究显示，高盐饮食结构非常不利于健康且会诱导高血压、脑卒中、胃癌等的发生。

除了食盐，家庭常备的酱油、味精、鸡精、蚝油等，也含有较多钠盐，需要警惕。另外，一些加工食品如火腿、薯片、果脯等，也添加了不少的钠盐。还有作为日常生活中常备的小榨菜、腌制肉、酱菜等均为“含盐大户”，老年人一定要警惕。

所以，日常生活中，不建议购买食品标签中“钠”含量超过 30% 的固体食品和超过 15% 的液体食品。

61 食物的酸碱性能影响老年人的酸碱平衡吗？

食物的酸碱性不是根据食物的味道来划分，是按照食物燃烧之后所得灰分的化学性质而定的。因此，无论食物是酸性或碱性，均不能影响人体的酸碱平衡，其原因如下。

首先，食物在进入人体内后形成的代谢产物，虽然会呈现不同的酸碱性，但机体有非常完善的缓冲及调节机制，能够进行强大的自我调节。其次，血液中的酸碱性是综合因素作用的结果，而非单纯的食物摄入就能改变的。所以，老年人在摄入食物的时候，需遵循的仍然是《中国居民膳食指南（2022）》强调的食物多样和平衡膳食原则，在享受丰富食物的同时，汲取充足而合理的营养，没有必要顾及食物是“酸性”还是“碱性”。

62 老年人饮水有什么讲究？

《中国居民膳食指南（2022）》中提出，饮水不足对老年人的健康会造成显著的影响。所以，老年人应该主动饮水，不应在感到口渴时才饮水。

饮水应首选温热的白开水，淡茶水也是不错的选择。建议老年人每日的饮水量应达到1500~1700毫升，应少量多次饮水，每次饮水100~200毫升，并养成定时主动饮水的习惯。不建议老年人饮浓茶、浓咖啡，也不建议用果汁、饮料代替水。需要注意的是，不要饮用蒸锅水及放在空气中较长时间的水。另外，当水摄入量超过肾脏的排出能力时，会引起水中毒，因此患有肾病、肝病、心力衰竭等疾病的患者需多加注意。

63 老年人喝茶需要注意什么？

众所周知，茶叶中含有对人体有益的茶多酚等物质，适量的饮茶可有助于解乏、提神、利尿、消化，辅助控制肥胖、高血脂等。其中，淡茶水对于老年人来说，是比较好的饮品。

相反，喝浓茶对于老年人的身体健康就比较不利，这不仅会增加缺铁性贫血的发生风险，也会刺激胃黏膜，导致胃酸分泌增多，加重胃部疾病症状。同时，对于骨质疏松的老年人，也应避免饮浓茶，因为其易导致钙离子流失，增加骨折风险。在选择茶品时，红茶并不一定比绿茶更好，应因人而异。而对于茶叶，不一定要求新，相反对于存放不足一个月的新茶更是要减少饮用，因为新茶有引发老年人胃病、导致腹泻的风险，且“头开茶”和“隔夜茶”饮用不当也会引起胃肠炎等问题，不建议老年人饮用。

---

64 老年人更适合白酒养生吗？

“白酒养生”实际是一种完全没有科学依据的说法。

现代研究发现，喝酒是一件弊大于利的事情。尤其对于老年人来说，过量饮酒会对肝脏产生较重的负荷，麻痹神经系统，刺激和损伤消化系统，同时与口腔、喉和食管等处肿瘤的发生也有密切关系。若饮用度数较高的白酒，更是会加重老年人的心脑血管负担。尤其对于患有高血压、冠心病及糖尿病的老年人，饮酒更不利于控制病情，严重时还可引发脑血管破裂等严重疾病。所以，老年人如平时没有饮酒习惯，不建议通过饮酒来养生；有饮用高度酒习惯的老年人建议尽量改为饮用低度酒。适量饮酒的标准为成年人饮啤酒每日最多不超过 450 毫升，高度白酒不超过 30 毫升，低度白酒不超过 50 毫升，葡萄酒不超过 150 毫升，儿童、青少年、孕妇、乳母和慢性病患者应忌酒。

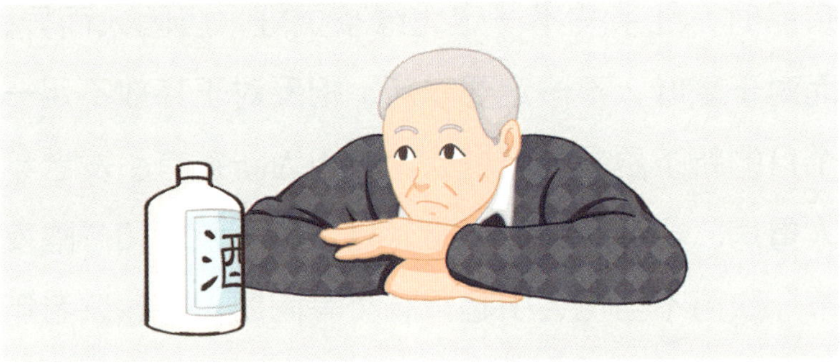

65 老年人需要少食多餐吗？

老年人容易出现消化功能、肠胃蠕动及咀嚼功能减弱等问题，长此以往会影响食欲，从而导致营养不良。另外，少食多餐对老年人血糖的控制也有帮助。《中国老年人膳食指南（2022）》建议老年人少食多餐。

在日常生活中，也要注意饮食均衡搭配，合理安排相对固定的进餐时间。对于有咀嚼或吞咽障碍的老年人，可尽量进食细软的食物，多采用炖、煮、蒸、焖、烩、烧等烹调方式，以便咀嚼和吸收，进食时细嚼慢咽，可以预防呛咳和误吸。而对于营养不足的老年人，可根据医生和营养师的建议，在食物中加入相应的营养强化食品。

66 为延缓肌肉衰减，老年人在饮食中需要注意什么？

肌肉衰减是步入老年阶段的重要标志，影响着老年人生活质量和健康。

为了缓解肌肉衰减，除了增加日常户外活动外，在饮食方面，老年人要保证足量优质蛋白质的摄入，这对于维持肌肉含量和促进肌肉合成十分重要，所以蛋、奶、鱼虾、牛羊肉等富含优质蛋白质的动物性食物和大豆及其制品值得推荐。另外，在控制总脂肪摄入量的前提下，应注意增加维生素 D 和深海鱼油、海产品等富含 Omega-3 多不饱和脂肪酸食物的摄入。同时，注意食物搭配，食材尽量做到种类丰富，如主食和大豆一起吃可以形成蛋白质互补，提高蛋白质利用率。另外，牛奶中丰富的乳清蛋白对于减缓老年人肌肉衰减有很大帮助，建议老年人常食牛奶及其制品。

67 『以形补形』可行吗？

在日常生活中，有部分老年人因为某些食物像人体的某些器官，便认为食用这些食物对人体健康有益。但实际上，这种说法是以讹传讹，并没有科学理论依据。

虽然部分食物符合所谓的“以形补形”特征，但从其本质来说，是该食物本身能够为人体提供营养物质，跟吃什么补什么并没有关系，而且身体的健康不是只靠补充一种物质就可以的。另外，大量食用内脏类食物，如补肾食用“腰子”、吃肝补肝等，不仅不能达到补益的效果，还不容易控制血脂，加重肝肾负担，结果往往适得其反。因此，建议老年人在日常饮食中，尽量做到食物多样化，均衡搭配，才能保证身体健康。

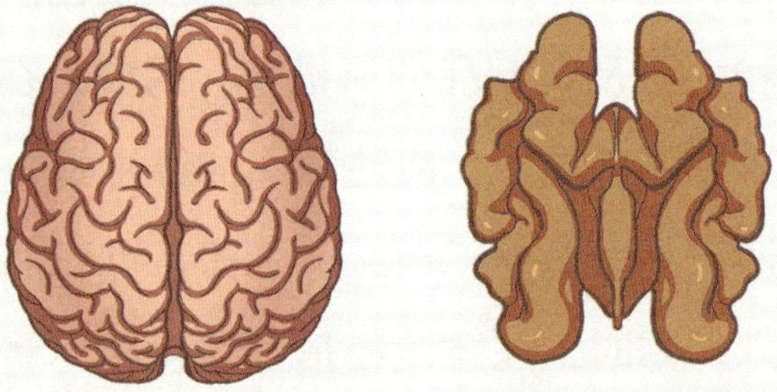

68 老年人可以用姜丝可乐治感冒吗？

“姜丝可乐治疗感冒”虽听起来好像中西医结合，但事实并非如此。

生活中，老年人常因生姜能发散风寒，便用生姜水来防治感冒。虽说生姜水能缓解感冒的症状，但老年朋友需要注意，风热感冒切不可用生姜，因为生姜为温热药物，遇到风热感冒会加重感冒的症状。另外，生姜辛温发散，最好不要在睡前吃。而可乐作为一种含糖的碳酸饮料，不仅不能治感冒，还会升高老年人的血糖。可乐还含有咖啡因，会影响老年人的睡眠。由此看来，“姜丝可乐治感冒”并不靠谱。

69 『过午不食』行不行?

有部分老年人经常是中午吃过饭后，晚上就不再进食，认为这是一种很健康的生活方式，但事实真的如此吗?

古代即有“过午不食”的说法，但经过现代考证，“过午不食”并非过午禁食，而是少食。如过午禁食，则老年人入睡越晚就越有进食的欲望。传统医学认为，最后一餐和入睡时间挨得太近可致食积不化，郁结成病，而过午少食就能够规避这种情况的发生。从现代营养学观点来看，《中国居民膳食指南（2022）》给出的推荐建议为：合理安排一日三餐，定时定量，不漏餐，每天吃早餐。由此可见，正确的做法是要控制好食物的总量，定时定量进餐，切不可“过午不食”。

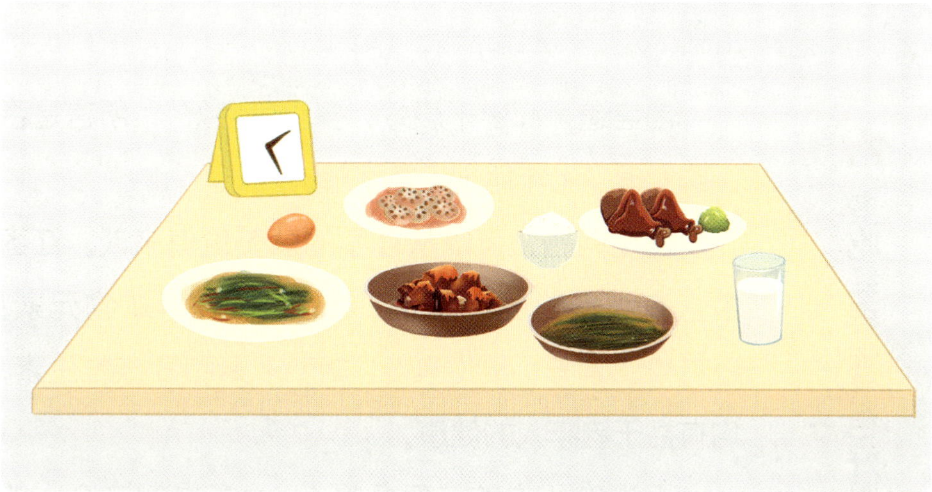

70 为何药膳不宜随便吃？

食品安全至关重要，更何况是将“药”入“膳”中，则更加不能随便，不能盲从。

首先，老年朋友们需要注意，如果没有需要治疗的疾病，是不建议吃中药和药膳的，因为日常饮食的多样化完全可以满足人体的营养需求。其次，基于现代的商业背景，很难要求从事药膳制作的普通厨师对每位就餐者实行望闻问切、明确诊断后再下食单。所以，个体化药膳想要通过工业大批量生产，简直难上加难。再次，古人虽有“以药入食”的说法，但仍将之归于食疗而无药膳的概念，除了强调其医疗属性、要求辨证施膳、因人制宜外，也笃信“是药三分毒”的理念。最后，大多数药膳的功效在现代医学上并没有足够的研究数据支撑。因此，不建议老年人随便吃药膳。

71 多吃红枣会气色好吗？

常言道“红枣千般好，多食气色好”，所言是否正确？很多老年朋友不甚了解。

这个问题，可以从红枣的营养价值来谈。红枣中含有大量的糖类及钙、镁、磷、铁等矿物元素，还有维生素 C、维生素 E、胡萝卜素和 B 族维生素，均有益于老年人的健康。

而通常所说的“气色好”，大多是指这个人的气血通畅，面部毛细血管的血量供应充足。说到底，还是认为红枣能补血。虽说红枣中的铁含量丰富，对缺铁性贫血高发的老年人来说可能有一定帮助，但人体对红枣中铁的吸收率不是很高，希望通过红枣补铁进而达到补血养颜的目的，还是不靠谱的。

---

72 人参为什么不可乱吃？

人参不可乱吃，是因其含有人参皂苷，皂苷类似于一种抗氧化剂，能够清除体内的自由基，而大量食用人参不仅不会产生补益作用，还会影响气血运行。

滥用人参的弊端在清代就有提出，如徐大椿在《人参论》中指出，若不加辨证地使用人参，会误人性命。中医认为，补法针对虚证，气虚补气，血虚补血，缺多少补多少。而无病不虚的老年人长期过量服用人参可致腹胀、消化不良，“阴虚火旺”的老年人还会造成鼻出血、口疮和便秘。所以，人参并不适合所有老年人。还有一些报道显示，连续服用人参 1 个月至 2 年的老年人会出现“人参滥用综合征”，即出现不同程度的兴奋效应，如情绪亢奋、易激动和手足震颤等。滥用人参危害不小，老年朋友需谨记。

（廖　艳）

第三章 | 合理运动

73 老年人运动不足有什么危害？

俗话说“生命在于运动”“生命不息，运动不止”，运动的重要性于老年人不言而喻。不过，老年人运动不足的危害，您真的知道吗?

老年人本身处于代谢量低的状态，需要适量运动，提高机体基础代谢。如果老年人长期缺乏运动，就会使组织器官功能下降，还可引起肌肉萎缩和呼吸循环功能低下。相反，老年人进行规律的运动，不仅会增强心肺功能和平衡能力，改善耐力和体能，还能有助于改善肥胖，调节内分泌，使老年人骨骼更加健康，对于预防骨质疏松、骨折均有重大的意义。而且肌肉力量的训练还可以帮助强壮骨骼、关节和肌肉，延缓老年人肌肉衰减和身体活动功能的衰退，对情绪的舒缓、压力的释放、睡眠质量的调节及便秘的改善都有一定的帮助。

74 老年人运动前需要注意什么？

老年人在运动前，首先要仔细检查自身健康状况和主要脏器功能，如果有慢性病，需要在医生指导下制定锻炼方案，防止运动使原有的疾病恶化，保障安全。

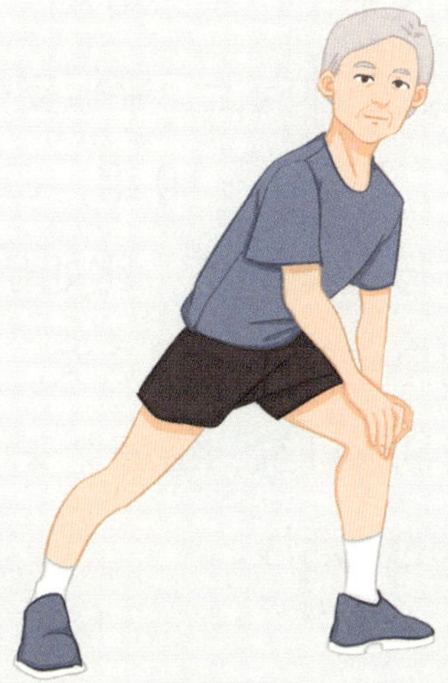

准备活动

其次，老年人在运动前一定要做10分钟左右的准备活动，可以提高整体的代谢水平和大脑皮质的兴奋性，减少运动损伤的发生。但通常不需要竞技比赛的专业准备活动，只需进行一般准备活动，也就是全身性身体练习，包括热身运动和拉伸运动。热身运动可以进行快走慢跑、下蹲及跟腱保护练习，拉伸运动可以进行单腿向后微微抬起、单膝跪地前屈等拉伸练习。

75 做哪些运动可降低冠心病、脑卒中患病风险？

老年人可以通过多种运动来降低冠心病、脑卒中的患病风险。老年人锻炼首选有氧运动，如慢跑、快走、游泳、太极拳等，可以增强老年人的耐力和心肺功能。建议老年人每周进行150分钟左右中等强度的有氧运动，循序渐进。如果膝盖受损，则不要爬山、爬楼梯，更为推荐游泳。抗阻训练对于老年人来说也是必要的，如举哑铃、俯卧撑、仰卧起坐、引体向上、平板支撑等，建议每组重复 10～15 次，每日 8～10 组，每周至少 2 天。老年人也可以进行平衡训练，比如倒着走、脚尖走、单脚站立、侧身走等，每周 3 次。老年人还应加强活动关节的柔韧性训练，每周 2 天，每次 10 分钟，可以增强身体的灵活性。

---

76 为什么推荐老年人有氧运动？什么是有氧运动？

有氧运动也称耐力运动，是身体大肌肉群参与的持续性节律运动，如步行、慢跑、跳舞、骑车和游泳等。运动过程中，人体吸入的氧气量与需求量相等，达到生理上的平衡状态。

有氧运动有利于提高老年人的心肺功能，减少机体脂肪堆积，预防心血管疾病和代谢综合征，且能在一定程度上防治高血压、高血糖和高血脂，非常适合健康和有心肺疾病的老年人。

如果老年人平常体力活动很少，初期进行有氧运动时，可以设定一个低水平的目标，如每日进行 15～20 分钟的活动，选择使自己感觉轻松或略微大一点但可接受的强度，给予足够的时间适应活动量的变化，再逐渐增加活动强度和时间。如果发现运动一段时间后，在同样的强度下自己可以走得更快，说明体质在增强。

77 老年人可以做抗阻运动吗？做力量性运动需要注意什么？

所谓抗阻运动，就是需要肌肉对抗阻力的运动，通俗地讲就是“在原地可以完成的运动”，即用哑铃、水瓶、沙袋、弹力带和健身器械完成的运动，也可以通过肢体和躯干自身力量（如俯卧撑、引体向上等）进行。老年人可进行低阻抗的抗阻运动，但建议在医生的指导下，根据运动处方严格执行。抗阻运动不要天天练习，可隔日进行，以免恢复不足导致疲劳和身体损伤。

做力量性运动时还需注意：①运动前检查自己的健康状况，包括心血管系统、呼吸系统及肌肉、骨骼运动系统的功能；②运动期间也需定期进行医学检查和随访；③老年人运动时，体位不宜变换得太快，以免发生直立性低血压。若出现胸痛、胸闷、头晕、恶心甚至呼吸困难时，应立即停止运动。

78 老年人运动中要达到怎样的强度才合适？

这个问题可以通过老年人在运动中、运动后的主观感受和身体反应等客观生理指标进行判断。比如，老年人在锻炼时微微出汗，呼吸有点急促，心率有加快，能讲话却唱不了歌，运动后感到有一些疲乏，但不影响睡眠和进餐，休息后第二天可以恢复，这为合适的运动量，可以达到有效锻炼的目的，而且也比较安全。如果老年人在运动时大汗淋漓，上气不接下气，不能连贯讲话，运动后非常劳累，影响睡眠和进餐，休息后第二天不能恢复，这就属于“高强度运动”，存在安全风险，不建议选择。如果运动时心率和呼吸没有很大变化，几乎不出汗，可以一边运动一边唱歌，这属于“低强度运动”，运动效果大打折扣，不过“聊胜于无”。

79 如何计算运动时的靶心率？

所谓靶心率，是指运动时需要达到的目标心率，是判断运动强度最简单、最常用的方法。

为了安全和简便，老年人的靶心率可以定在（170- 年龄）~（180- 年龄）次 / 分。对刚刚开始采用运动干预的老年人，则（170- 年龄）~[（180- 年龄）×0.9] 次 / 分更保险。运动中，每当心率超过靶心率时，就应适当放慢速度和减小动作幅度；当心率较慢时，则可以适当加快速度和加大动作幅度。老年人可以练习摸手腕桡动脉或颈部动脉来计算脉搏，计时10秒，再将10秒内脉搏跳

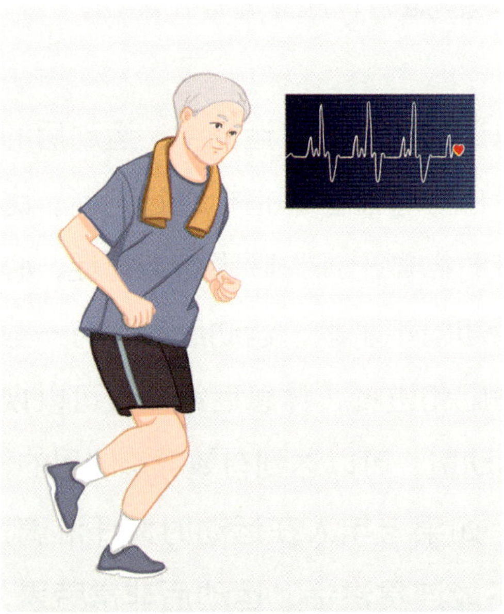

动的次数 ×6，即可代表每分钟的心率。

在疾病期间或气候不佳（如闷热高温、暴晒等）、情绪起伏较大等情况下，老年人的靶心率及运动强度就要相应降低，以保证安全。相反，若运动能力有所提高，靶心率及运动强度就可以相应增加，以增强健身效果。

---

80 老年人每周运动几次为宜？每次运动多长时间合适？

运动频率是决定运动量的重要因素之一。研究表明，有氧运动中，靶心率维持半小时左右，周期进行，即形成一定运动频率才能获得锻炼的理想效果。那么老年人的运动频率如何考虑呢？

老年人一般都以有氧运动为主，配合抗阻运动和柔韧运动训练。《中国居民膳食指南（2022）》建议各年龄段人群都应天天进行身体活动，成人每周至少进行 5 天中等强度身体运动，累计 150 分钟以上。因为老年人所选择的运动强度一般较低，故建议可以每日进行 15～20 分钟的有氧运动，包括 8～10 个动作；每周 2～3 天的力量运动，每个动作做 3 组，每组重复 8～15 次；抗阻运动最好隔日进行以便恢复体力。此外，鼓励柔韧性练习随时做，可增加关节活动度，防止肌肉劳损。

81 “日行万步路”是健康秘诀吗？

随着互联网等信息传播渠道的日益普及，人们越来越相信“日行万步路，健康伴我行”。许多老年人也踊跃加入“万步”大军中。《中国居民膳食指南（2022）》建议，成人主动身体活动最好每天6000步，但暴走并不适合所有的老年人。运动过度会导致老年人滑膜炎及关节肿痛的发生，膝关节受损的老年人会加重损伤；而心肺功能较差的老年人则会出现呼吸困难加重，这不仅没有起到锻炼的作用，反而加重了自身的症状。建议老年人结合自己的身体健康状况进行锻炼，不能一味强调“万步”。

82 “饭后走一走，能活九十九”是真的吗？

常言道“饭后走一走，能活九十九”。于是有些注重养生的老年人也身体力行，参与其中。殊不知，这句话目前并没有科学依据。

从消化的角度分析，饭后的胃是饱满充盈的状态，这时要保证老年人的胃肠道有足够的血液来进行初步的消化工作。如果饭后马上散步的话，身体里的血液就会分流一部分到运动中，而胃肠道的消化就被“延迟”了，进而可能会出现消化不良的情况。如果饭后马上进行剧烈运动还可能引发“肠扭转”，引起肠梗阻，重者引发肠穿孔、急性腹膜炎。

所以，饭后休息30分钟再散步是比较可取的。另外，患有胃下垂和心脑血管疾病的老年人是不建议“饭后走”的，会加重病情，不利于康复。

83 爱跑步的老年人需要注意什么？

跑步是最简便的运动方式之一，但如果方法不当，可能会造成意外损伤。那么，老年人跑步需要注意哪些问题呢?

老年人跑步之前要注意检查自己的身体情况，评估自己是否适合跑步，如果有关节疾病、心脏病等，则不建议跑步锻炼。在确定自己可以跑步后，还要注意：①跑步的距离和速度要适当。老年人可以根据自己的体力变化增减跑步量，心肺功能较差的老年人，可以走跑交替进行。②选择合适的运动鞋、护膝等防护装备及措施。③重视跑前热身及跑后拉伸整理活动，多活动膝关节、踝关节，平时多加强下肢训练，如果下肢肌肉饱满在跑步中就会使运动损伤减少。④长期跑步特别是跑马拉松的老年朋友，还要定期检查膝关节的劳损情况。

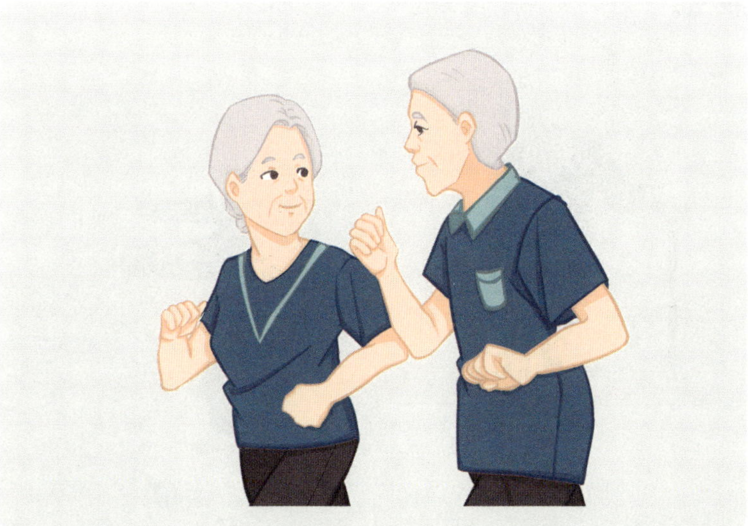

84 做哪些运动时，膝盖在『哭泣』？

运动虽然对老年人身体健康有益，但有些运动对于膝盖是有伤害的。①爬山、爬楼。在爬山、爬楼的过程中，膝关节的负重相对较大，容易导致膝关节内部的软骨出现异常挤压，引起膝关节半月板损伤。尤其是下山、下楼时，膝盖要承受的不只有自身体重，还有下冲力，更易引起损伤。所以，不建议老年人经常爬山、爬楼。如果不能避免，爬山时建议携带爬山手杖。 ②半蹲位姿势。例如，打太极拳时的很多动作会使膝盖处于半蹲位，如把握不好，会使髌骨关节面受到摩擦和挤压，导致膑骨软骨退化。所以，老年人在打太极拳或进行其他功法锻炼时，可以适当放宽标准，不要过度蹲起，如有膝盖不适，需及时停止。

此外，运动前务必做好热身，运动后也要及时放松。

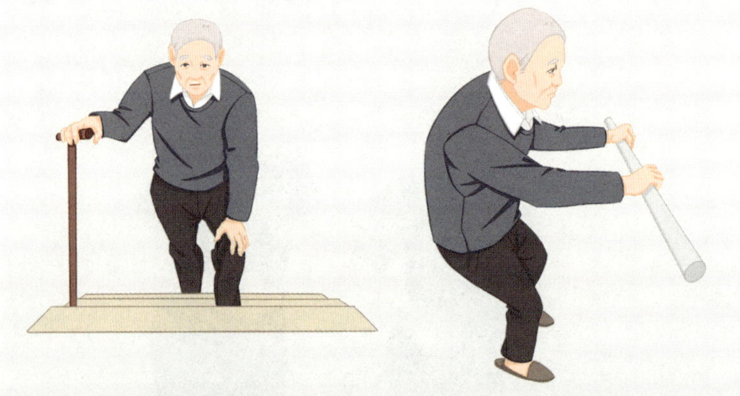

爬山、爬楼　　半蹲

85 老年人如何呵护膝关节？

为了预防膝盖病变，老年人平时需多注意膝部的保暖。①天气寒冷时可以佩戴护膝，避免膝盖吹风受凉。②避免久坐和不良姿势，如跷二郎腿、久蹲久跪等，要科学地进行适量活动。③建议进行平地走、骑自行车、游泳等有氧运动，尽量减少上下楼梯、爬山等损伤膝盖的运动。④现在流行的广场舞中也可能涉及一些幅度过大、冲击力过大的动作，如反复蹲起、弯腿、起跳等，对膝关节的损耗也较大，老年人也要尽量避免。此外，老年人也要从自身情况入手，如果有超重的情况，需适当减重。若患有骨质疏松症，平时可以多吃含钙量较高的食物，必要时在医生指导下服用药物。

86 骑行运动很健康？老年人骑行存在哪些误区？

骑行可以帮助老年人改善心肺功能，增强血管弹性，防治高血压等疾病，能有效地控制体重、锻炼大脑，从而预防衰老。但也有过度骑行的老年人患上了关节疾病。那么，是否所有老年人都适合骑行呢？

健康的老年人可以骑行。但在骑行锻炼的过程中一定要注意以下问题。①座椅过高，老年人大腿后侧、小腿前侧易感疲劳。②座椅过矮，老年人大腿中外侧、骨盆后侧易感疲劳。③硬坐垫适合高速骑行，多用于比赛，老年人更适合休闲骑行，选择

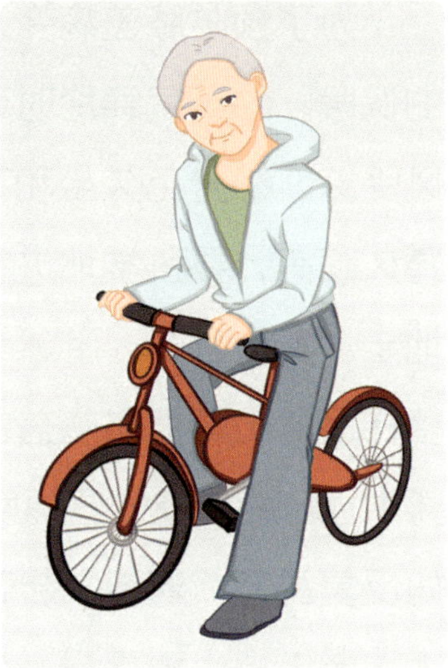

软一点的坐垫较为舒适。④不可忽视骑行前的准备运动，骑行时间过长，长时间保持同一姿势，会影响血液循环，甚至引起前列腺炎和排尿困难等。

因此，建议老年人在骑行前热身，佩戴护具，姿势正确，车座合适，路途平坦，中等速度骑行 1 小时左右，途中可以适当休息。

---

87 曾经腰痛，如何愉快地运动？

腰痛急性期禁止运动，但缓解期可以选择以下运动，帮助老年人锻炼腰部功能，避免腰痛发生。①瑜伽：瑜伽的拉伸运动对于腰部及全身锻炼都很有帮助，但要避免“下犬式”。②跑步：可以选择平坦路段，从快走开始，循序渐进至慢跑。③游泳：建议老年人进行仰泳和蛙泳，不推荐蝶泳。④平躺：腰用力压床，锻炼腰部。⑤单跷：一条腿撑床，另一条腿伸直，腰和屁股同时离开床面。⑥卷腹：注意双腿贴近腹部。⑦后抬腿：老年人需趴在墙上，上肢绷直，向后交替抬腿。⑧平板支撑：需量力而行。⑨五点拱桥：老年人需躺在床上，头枕部、双肘、双足支撑，腰臀抬起。

此外，老年人还可以选择易筋经、太极拳、五禽戏，要动静结合，以静为主，避免过分强调腰椎屈曲。

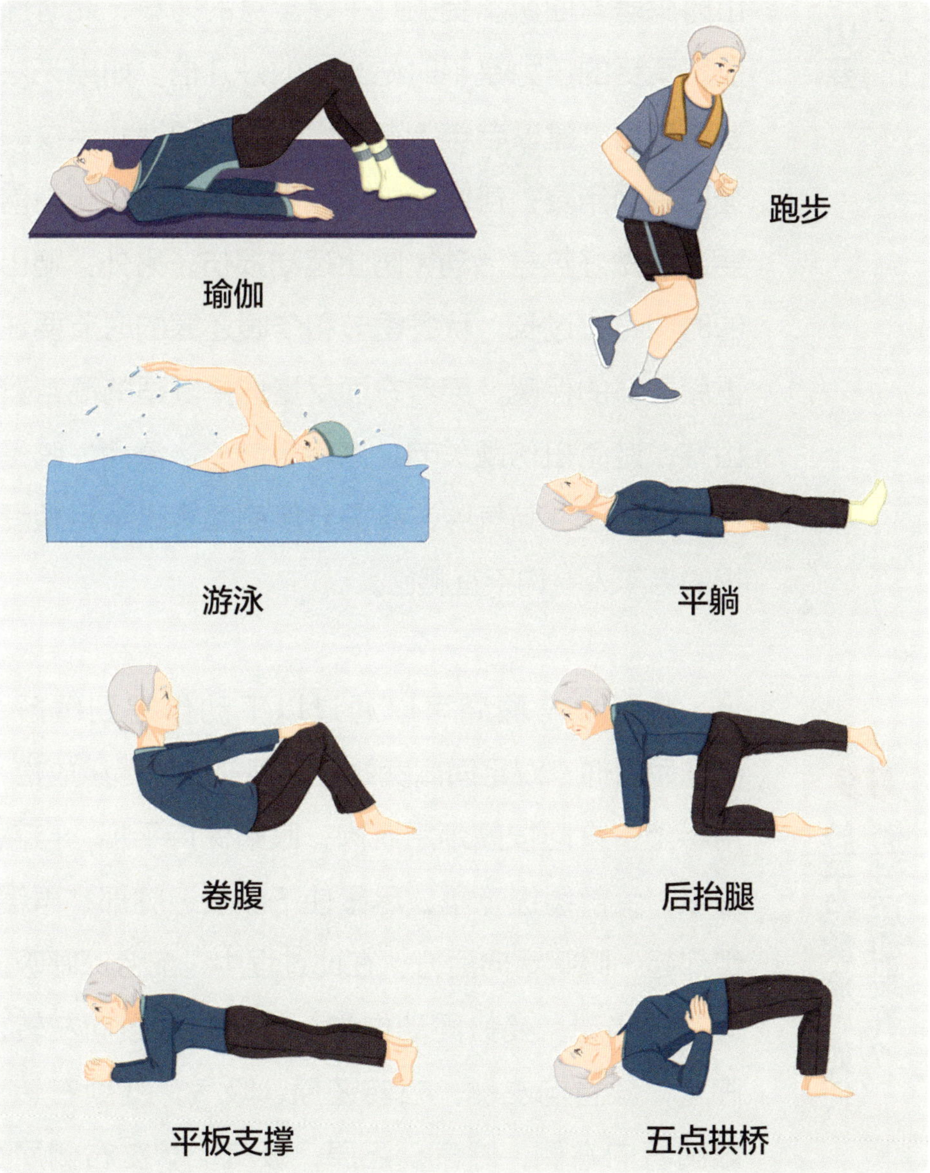

88 老年人爬山要注意什么？

俗话说：“人老腿先老。”随着年龄的增长，人体的肌肉、关节、韧带等都有着不同程度的退化甚至损伤。

爬山这项运动，对于老年人来说并不友好。爬山时膝盖弯曲所承受的几乎是全身的力量，此时膝盖所承受的压力是平时站立时的好几倍。如果无法避免爬山，建议老年人在爬山时携带便携式手杖等登山辅助用具，帮助膝关节减少力的冲击。爬山前要注意做好热身活动，防止运动损伤。另外，爬山的时间不宜过长，秋冬季节和乍暖还寒的时节要注重膝关节的保暖，穿着方面尽量选择舒适的高帮登山鞋，避免扭伤踝关节。患有心脏病、癫痫、眩晕症、高血压、肺气肿、膝关节疾病尤其是半月板受损的老年人，均不宜爬山。

89 脖子总酸痛，如何通过运动缓解？

脖子经常酸痛可以通过以下动作得到缓解。①前屈后仰：双足同肩宽站立，颈部肌肉尽量放松，用手上下来回按摩颈后肌肉，眼睛保持平视，自然呼吸，头部缓缓下垂，尽量使下颌接近胸部，再缓缓仰起，眼睛看向后方，在此过程中，配合深呼吸。②左右移动：姿势同动作①，将头部缓缓向左转，呼气，眼看向左侧；右转还原，吸气；继续右转，眼睛看向右侧，呼气；还原，吸气。③左右侧屈：

姿势同动作①，呼气时头向左侧屈，吸气时头向右侧屈。④双手置于头面部或头后部，以此来对抗颈部前屈后伸。⑤颈部向左右转头，同时手臂自脑后摸对侧耳朵，站立或坐姿均可。建议伏案1小时左右就按照上面的动作活动一下，每次不少于5分钟。

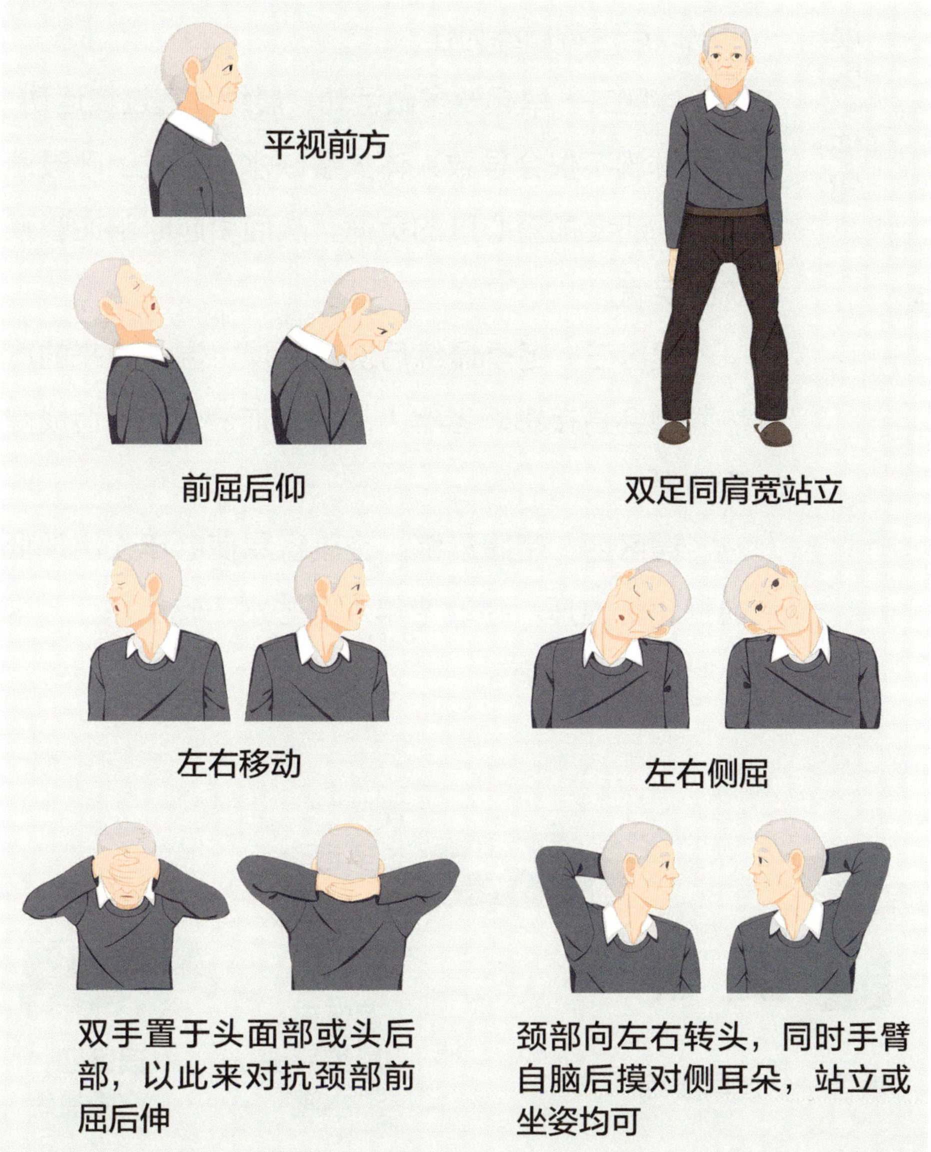

90 晨练的四个误区，您知道吗？

误区一：晨练要起得越早越好。冬季早晨气温低，会使血管收缩，血压升高，此时运动可能会导致老年人心血管疾病的发生；夏季早晨日出前空气污染最高，绿色植物一夜没有进行光合作用，积攒许多二氧化碳，对身体不利。所以，建议老年人在日出以后进行晨练为佳。

误区二：早起要多做运动。晨练不宜过量运动，大汗淋漓不仅会导致人体大量缺水，引发上呼吸道疾病，还会加重心脏的负荷，从而引起心脑血管系统的疾病。

误区三：冬季晨练后洗热水澡。温差带来的冷热刺激会直接影响老年人的心脑血液供应，造成健康隐患。

误区四：空腹晨练。空腹容易使老年人出现低血糖和低血压，建议老年人喝些水、吃点东西，半小时后再进行晨练。

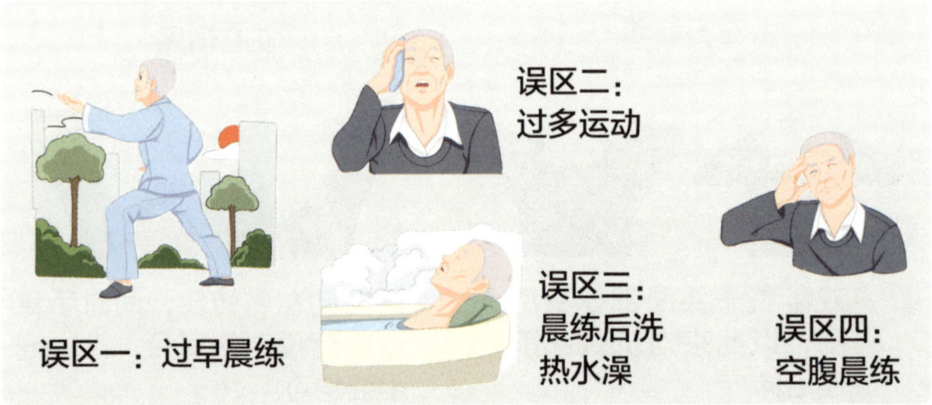

91 习练太极拳、八段锦等传统导引术对身体有哪些影响？

五禽戏、太极拳、八段锦等导引术，能有效地改善老年人脏腑、经络的气血运行，放松身心，缓解由紧张等不良情绪导致的较高肌张力。同时，导引也会使老年人的五官、头颈、躯干、四肢、腰、腹等各部位得到全面的锻炼。

导引还有助于精神调摄，当老年人处于良好情绪时，更有利于接受锻炼所产生的生物学效应。脑卒中患者常规康复治疗配合导引，可有效抑制痉挛，促进自由、分离、协调运动。

（廖　艳）

第四章 | 健康心理

92 进入老年期后的常见心理需求有哪些？

（1）健康需求：步入老年期后，人体各项生理功能发生自然老化，身体的防病抗病能力也随之减弱，患病后的治疗康复期也相对较长。

（2）情感需求：特别是丧偶的老年人，长期缺乏精神寄托，会感到孤独和寂寞，而且现在很多儿女对父母的关爱多局限于物质，在生活上与老年人缺乏情感交流。

（3）自我实现的需求：退休之后，老年人的生活内容、生活节奏及自身所扮演的角色和所处的地位都发生了根本性的转变，这些转变会让老年人感到无所事事，陷入空虚和寂寞之中。

（4）环境的需求：家庭和社区是老年人退休后的主要生活场所，家庭和睦，邻里关系和谐，社区活动丰富多样，会让老年人感到温暖和幸福。

93 影响老年人心理变化的因素有哪些?

（1）生理因素：随着年龄的增加，人体患病的概率大幅增加，有些疾病会影响老年人的心理状态，如脑梗死会导致老年人长期卧床，自理能力的丧失容易引发老年人的抑郁和孤独等心理状态。

（2）社会因素：有些老年人无法适应离退休之后的生活，有些老年人要面对来自家庭成员的冷落和“代沟”产生的家庭矛盾，有些老年人遭遇了离异、丧偶或同龄人去世等不幸生活事件，这些因素都容易导致老年人出现抑郁、孤独和绝望等一系列心理问题。

（3）其他因素：老年人自身的文化修养、性格特征及对待死亡的态度都会影响其自身的心理状态。通常文化程度高、信念坚定、情操高尚、自信、乐观宽容、豁达开朗和兴趣广泛等性格特征，更容易为老年人营造良好的心理状态，推迟心理老化。

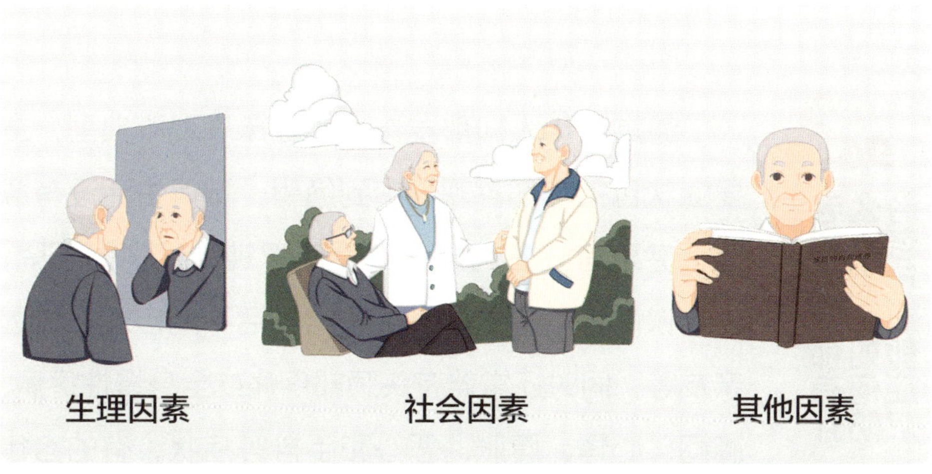

94 老年人健康的心理都表现在哪些方面？

（1）有良好的适应能力，在退休后仍然可以过着精彩、有效率的生活。

（2）能够正确认识和评价自我健康状况，既不勉强去做超出自身能力范围以外的事情，又不妄自菲薄，低估自己的实力，才能保持乐观积极的心态。

（3）有保持良好人际关系的能力，良好的人际关系有助于老年人增进友谊、交流感情、促进家庭和睦、邻里和谐和丰富晚年生活。

（4）有保持学习兴趣的能力，可以让老年人每一天的生活都充满惊喜和快乐，从心理上做一个“年轻人”。

（5）有良好的生活习惯，能合理安排日常生活，并做到饮食有节，起居有常，适度锻炼。

（6）拥有情绪稳定、意志坚强、心胸开阔、乐观进取的积极心态和健全的智力，也是老年人健康心理的具体表现。

95 老年人抑郁有什么特点？如何防治老年抑郁症？

通常老年人抑郁发作时的临床表现不典型，主要症状包括郁郁寡欢，感到绝望，觉得生活没有意思，甚至有轻生的念头，反应迟钝，记忆力下降，生活懒散，不想做事甚至日常生活不能自理，疏远亲友等，同时还常伴有头颈部疼痛或全身慢性疼痛、胸闷、心悸、腹胀、恶心和手抖等症状。有的老年人甚至由于过度关注自身的生理症状而出现疑病心理。

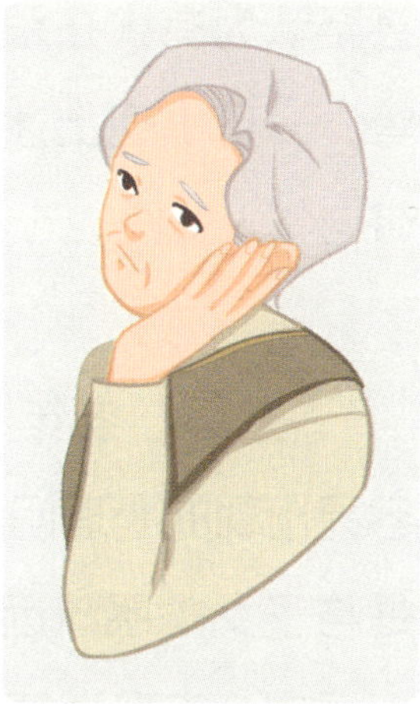

预防老年抑郁症，需要老年人和身边的人共同努力。老年人自己要合理安排晚年生活，培养兴趣爱好，多结交朋友，积极进行户外活动，饮食起居要规律；家人平时要多陪伴、关爱老年人，营造良好的家庭氛围。如果老年人出现相关症状且日益加重，家人要陪伴其及时到正规医院的心理科或精神科就医。

96 记忆力减退、丢三落四、出现幻觉或幻听，是要警惕阿尔茨海默病吗？

很多老年人都不禁感慨，记性不好了、做事总是丢三落四……其实，健忘是大脑衰老的一种正常表现，很多老年人会想尽各种办法来弥补记忆力的衰退，例如，记录一天要做的工作、借助闹铃提醒等，使得日常生活仍能被安排得有条不紊，甚至有些老年人还力所能及地照顾晚辈。但是在记忆力下降的同时，还出现诸如无法自行穿衣服、经常算错账、做完饭忘记关煤气，甚至迷路或走失、不记得日期等生活难以自理的现象，需要警惕阿尔茨海默病。阿尔茨海默病发病初期还常伴有幻觉和妄想等症状，如认为老伴儿有了外遇，邻居偷自家的电，甚至认为有人在跟他们聊天而出现自言自语的行为等，一旦出现上述症状，家人就要高度警惕，及时带老年人就医。

97 『空巢』老年人容易产生哪些心理问题？如何应对？

“空巢”老年人面对长期独居的生活状态，最容易出现的心理问题之一就是“空巢综合征”，主要是与子女关系疏远或无子女而造成老年人心理上的不适应，表现为精神空虚、孤独寂寞、焦虑、抑郁、伤感、无欲无望、无趣无助等一系列心理失调症状。此外，“空巢”老年人还是躯体疾病所致精神障碍、阿尔茨海默病和老年抑郁症等精神疾病的高发人群。解决“空巢”老年人的心理问题，关键在于自身要做好调节。首先，要正确认识、坦然面对子女“离巢”的必然性；其次，要合理规划晚年生活，扩大自己的兴趣范围，多参加形式多样的文体活动，甚至还可以适当地找一些自己能做的工作。总而言之，通过丰富和充实自己的晚年生活，老年人才能心平气和地应对“空巢”期。

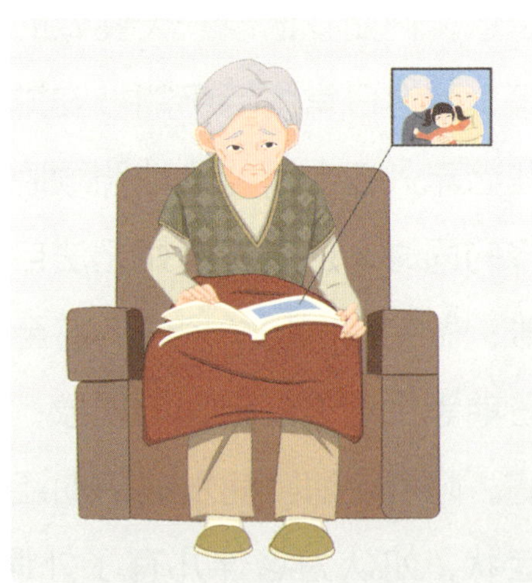

98 失独老年人面临哪些困难和需求？有哪些心理影响？怎样帮助失独家庭走出心理阴影并构建社会支持体系？

失独老年人指的是失去独生子女的老年人，这里的老年人可以是一对夫妇，也可以是独身老年人。作为一个特殊的社会群体，失独老年人将有可能面临经济困难、日常生活和患病无人照顾并长期陷入精神空虚和绝望的困境。与出现的躯体疾病相比，失独老年人的心理创伤更为严重，“白发人送黑发人”让很多老年人失去生活的目标和动力，并诱发自卑、抑郁、绝望和空虚等一系列心理问题。近年来，随着失独老年人数量的不断增长，养老难、就医困难、精神忧郁和经济困难等一系列问题亦日益突出，国家依靠制度保障、大力完善失独家庭社会保障体系，同时也积极扶持和整合社区资源、充分发挥社区的作用，为失独老年人提供更贴心、更舒心、更暖心的服务。

99 老年人孤独常见的诱因有哪些？如何排解孤独？

老年人孤独常见的诱因主要有3点：①受老年人自身疾病的影响，如心脏病、脑卒中、阿尔茨海默病和抑郁症等疾病可以导致老年人的性格变得怪癖和孤独。②老年人社会地位发生了根本性转变，由于脱离了原来的工作单位，生活节奏、活动范围和人际圈子都相对狭窄，容易让老年人从心理上产生孤独感。③老年人的家庭环境也发生了转变，大多数子女婚后都离开了原生家庭，长期独居的生活状态也容易让老年人产生孤独感。所以，老年人平时要注意多培养些兴趣爱好，坚持锻炼身体，保持学习和接受新知识的习惯，并在日常生活中学会接纳自己、欣赏自己，让自己怀有一颗“年轻”的心，有助于排解孤独感。

---

100 丧偶后老年人有哪些心理过程？如何调适老年丧偶心理？

丧偶老年人的心理活动变化可以分为震惊、情绪波动、孤独感产生、宽慰自我和重塑生活 5 个阶段，各阶段时间因人而异，总的来说这个心理过程的持续时间比较长，有些老年人还会出现丧偶后适应性障碍，轻者表现为心境抑郁、表情悲伤，重者可出现悲恸欲绝、呼天抢地、痛不欲生或呆若木鸡、神思恍惚等症状。老年人如何摆脱丧偶的痛苦呢？子女可以创造条件，与老年人同住，陪他们多说说话，享受孙辈的天伦乐趣，或陪老年人一起外出旅游，领略大自然的美好景象，都有助于老年人摆脱内心的苦楚。同时，老年人必须进行自我心理调节，及时调整心态，将注意力转移到未来的生活中，培养兴趣爱好，重新找到对生活的依恋，从而缓解丧偶之痛。

101 再婚对老年人的心理健康有好处吗？

从心理健康的角度出发，老年人再婚有利于健康长寿。再婚对老年人来说，一方面，可以在生活上互相照顾和扶持，彼此陪伴度日，一起做感兴趣的事情，甚至在生病时，能在床前喂药、照料冷暖温饱，彼此有个依靠能使晚年生活变得惬意且幸福。另一方面，可以在精神上互相慰藉和关怀，人到了晚年，“倾诉欲”会变得更加强烈，彼此作为忠实的听众，可以共同分享和追忆往事中的喜怒哀乐，彼此内心的相互沟通、理解和抚慰能让老年人的心理更踏实，精神上更放松，从而延缓衰老，有利于长寿。俗话说，“少来夫妻老来伴儿”，所以，如果有条件的话，可以考虑再找一个合适的配偶。

102 什么是『孙辈依赖症』？老年人应如何既教育好孙辈又保持家庭和睦？

在抚养孩子方面，由于老年人对孩子照顾得无微不至，时间久了，会对孩子产生强烈的依赖心理，甚至认为自己在孙辈成长中扮演的角色要比其父母重要得多，从而产生了“孙辈依赖症”。受“孙辈依赖症”的影响，由老年人抚养的孩子，不仅各种表现都弱于同龄人，而且他们跟父母

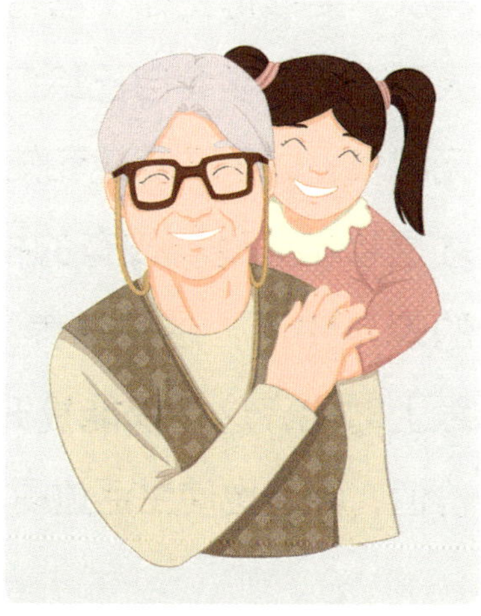

相处时会感觉诸多“不适应”，影响亲子关系。为了孩子的身心健康和家庭的和睦，首先，老年人要心甘情愿地做好“配角”，父母才是孩子教育的主角，不能越组代庖；其次，老年人要注意培养孩子的动手能力，让其养成良好的劳动习惯；再次，与家人相处时，老年人要做到不传话、不偏袒、不唠叨、不猜疑。最后，也是最重要的一点，老年人要拥有自己的兴趣爱好和精神生活。

103 面对死亡的心理历程有哪些？如何调整心态？

很多老年人对死亡存在恐惧感，是人之常情，但如果反应过度，患上了“死亡恐惧症”，就得不偿失了。那么，老年人该如何调整心态、正确对待死亡呢？首先，要对死亡有正确的认识，要明白死亡是自然规律，地球上的所有生物无不遵循这个自然规律，无论你有多长寿，死亡是谁也避免不了的。其次，要珍惜生命、善待自己，愉快地过好每一天。人到老年，学会自己给自己找乐，想得开、放得下、无怨气，以乐观豁达和知足常乐的精神愉快地生活，才是老年人晚年该有的样子。最后，合理安排自己的晚年生活，注重培养兴趣爱好，学习更新知识，跟上时代，这不仅能提升老年人的幸福感和生存的价值，而且也使生活过得充实而有意义。

104 老年人为何要多交朋友？交友中的注意事项有哪些？

退休后的生活相对比较单一，社交活动也大不如从前，甚至好多老年人要独守“空巢”或长期独居，这种生活状态会增加老年人的患病风险。因此，适度地交友有益于老年人身心健康。那么，老年人该如何交友，交友中需要注意哪些问题呢？首先，交友要遵循相互尊重和宽容的原则，如果过分彰显自己的个性、对他人的要求又太过苛刻，那很难交到朋友。其次，找朋友要“志同道合”，结识“一拍即合、相见恨晚”的朋友，彼此间有更多的话题，建立起来的友谊也更亲密。再次，适度交“忘年交”朋友，与年轻人交友有助于老年人保持年轻的心态。最后，要注意保护自己的个人隐私，如果遇到不靠谱、贪小便宜甚至诈骗钱财的朋友，会给晚年生活带来痛苦。

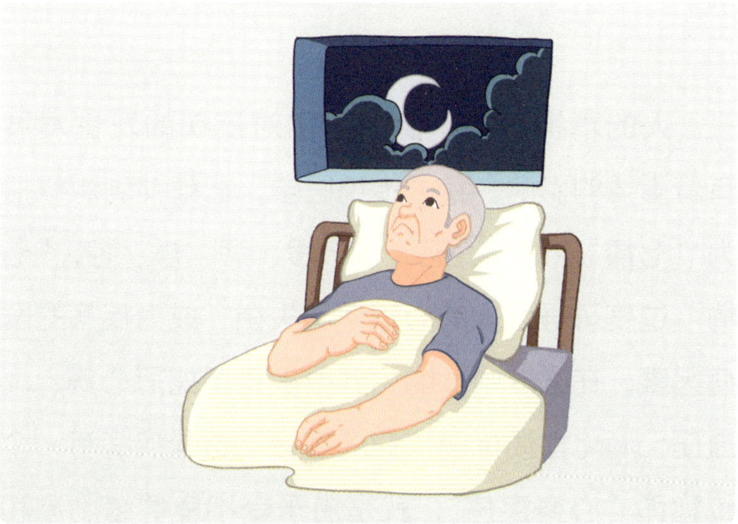

105 如何帮助行动不便、卧床的老年人调节心态？

久病卧床的老年人，容易产生自卑、绝望、焦虑和抑郁等情绪，有时表现为沉默寡言，有时表现为脾气暴躁，常为一些琐碎小事而大发雷霆。这不仅不利于疾病的康复和护理，也容易导致老年人出现精神障碍。因此，除了对卧床老年人进行日常护理，更要及时关注其心理变化，加强心理护理。家人或护工要时常体贴、开导和劝慰老年人，让其建立起战胜病魔的信心；此外，多与老年人聊天、读报纸、讲励志故事，多陪老年人听音乐、看电视等，这些互动和交流有助于培养老年人稳定、乐观的情绪；同时，与老年人说话的时候要有耐心、细心和爱心，随时向老年人解释病情，及时疏导困惑，对于提出的合理要求应尽量满足，这样做可以让老年人的心情保持愉悦，从而提高心理健康水平。

106 为什么说情绪是致病因素？老年人容易出现哪些情绪问题？

人的精神面貌、情绪变化对疾病的发生发展有着重要的影响。我国传统医学，把精神刺激概括为“七情”，即喜、怒、忧、思、悲、恐、惊。“七情”过度可导致人的心理活动失衡，成为疾病的发病因素。在临床中，能见到很多身患如冠心病、高血压、消化性溃疡等疾病的患者，这些疾病有一个统称即“心身疾病”，就是由于受不良情绪刺激和心理问题长期得不到解决，而逐渐以躯体疾病的形式表现出来，心理治疗有助于该疾病的康复。老年人由于受自身生理功能的衰退、退休引发的社会生活方式和社会角色的转变及亲人离世等负面生活事件的影响，会产生无用感、孤独感、失落感、疑病感、抑郁、焦虑和紧张等各种不良情绪，损害身心健康。

---

107 老年人如何建立和维护良好的人际关系？

良好的人际关系，会让老年人心情愉快并提高社会适应能力，因为社会交往不仅有助于老年人增进友谊、交流感情，还是获取信息、丰富晚年生活的重要手段。老年人该如何建立和维护良好的人际关系呢？首先，要注重个人的品行修养，一般来说，具有谦和热情、正直善良、豁达开朗和宽宏大度的良好品质，容易赢得别人的尊重，人际关系比较和谐。其次，要掌握基本的交往技能，处理人际关系也是一门艺术，仪表大方、举止文明、待人真诚、讲信用，会给人一种亲近感，能够增加他人对自己的好感，让他人更好地接纳自己。最后，要增加交往频率，学会主动交往，有些老年人交友处于被动状态，总是期待别人首先接纳自己，不妨尝试着主动找朋友谈心、加深情感联系。

108 离休或退休后的老年人在心理上会有哪些变化？如何更好地适应退休后的生活？

离退休之后，由于无法适应新的环境和社会角色，老年人容易患上“离退休综合征”。该征是一组复杂的心理和行为异常反应，主要体现在情绪和行为两个方面，常出现焦虑、悲伤、恐惧、急躁和多疑等消极情绪，并伴有坐卧不安、唠唠叨叨、不言不语、做事犹豫不决或经常做错事等现象，严重者甚至可以引起生理性疾病。为了身心健康，建议老年人首先要正确看待离退休问题，这是人生经历中一个必然、不可避免的过程。其次，离退休前，积极寻找精神寄托，做好心理准备，如可以根据自己的爱好和精力，计划一份轻松的工作或旅行，让自己退而不闲，有利于自身的心理平衡。最后，要注重兴趣的培养、多参加社会活动，以此丰富和充实老年生活。

109 老年人怎样以健康的心理状态对待就医这件事？

随着年龄的增长，老年人的各项身体指标都会呈现明显的衰退，导致抵抗力和免疫力降低，从而增加老年人罹患流行性疾病的概率，也容易使他们受到慢性病的侵害。如果老年人对自身的衰老和疾病有正确的认识，并能在日常生活中适当地提高自我保健意识，才能在疾病来袭的时候，以坦然、乐观、积极和稳定的心态去面对，这对延缓病情恶化、促进疾病康复有积极作用。此外，老年人还应该积极参加适当的体育锻炼和力所能及的社会活动，加强与外界的接触，有助于改善或消除空虚、寂寞和焦虑等消极心理状态，令其精神饱满、充满朝气、心情愉快，这样才能保持心理平衡，以健康的心态面对衰老和疾病。

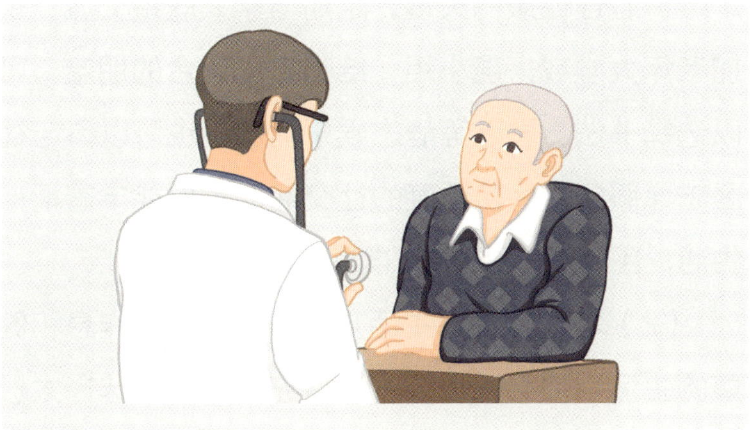

110 老年人患了疑病症怎么办？

疑病观念多见于老年人，老年人由于身体不适或躯体疾病，容易引发他们对死亡产生莫名的恐惧和焦虑，为此格外关注自己的身体变化，甚至某个部位的细微变化都能使得他们疑虑重重。如果经过各项筛查和医生诊断之后，仍然无法消除老年人的疑病思想并为此所困扰，使其长期处于紧张、焦虑和抑郁之中，严重者甚至影响到正常的生活，就要考虑可能患上疑病症了。对于患上疑病症的老年人，首先，家人要设身处地的理解他们，不要认为他们是在没病装病，也不要认为他们已经“病入膏肓”，这会加重老年人的疑病思想；其次，家人要积极引导，通过转移他们的注意力来舒缓不良情绪，最关键的是，要及时带他们去正规医院的精神科接受诊断和治疗。

111 如何促进老年人的心理健康？

促进老年人的心理健康可以从以下方面着手。

（1）保持活跃的社交生活：积极参与社区活动是维护心理健康的关键。定期与家人联系交流，参加老年大学或兴趣小组，结交志同道合的朋友；可以选择书法、园艺等静态娱乐活动，也可以参与社区志愿服务。保持适度的社交活动不仅能丰富精神生活，还能预防孤独感和抑郁情绪的产生。

（2）培养健康的生活方式：养成规律作息和健康的生活习惯至关重要。保持充足睡眠，选择太极拳、散步等适合的运动方式，注意循序渐进；饮食要营养均衡，少量多餐。同时要保持开放和学习的心态，主动接触新事物，培养新的兴趣爱好，设立切实可行的生活目标，让生活更有方向感。

（3）重视心理调适：要学会识别和应对心理问题。当出现情绪低落、睡眠质量下降等情况时，应及时与家人沟通或寻求专业帮助。创造整洁舒适的居家环境，学习简单的放松技巧，培养自我调节能力。保持积极乐观的心态，理性接纳年龄带来的变化，这些都能帮助老年人更好地适应晚年生活，维护心理健康。

（何欣嘏）

第五章 | 优质睡眠

112 老年人睡眠障碍包括哪些？

老年人的睡眠障碍主要包括以下 3 类：①入睡困难、多梦、早醒及醒后不容易再入睡，睡眠时间短。②睡眠呼吸障碍，如睡觉时打鼾、呼吸暂停、睡眠质量差、白天困倦。③白天过度嗜睡。

113 影响睡眠质量的因素有哪些？

影响睡眠质量的因素有：①身体存在的各种疾病，包括肥胖、高血压、冠心病、糖尿病、脑血管病、胃食管反流病、脂肪肝、癌症、认知障碍（如记忆力下降）、前列腺增生等，这些疾病都会影响睡眠质量。②情绪状态：如生活中发生了重大负面事件，可能导致焦虑抑郁的情绪，会影响老年人的睡眠质量。③睡眠习惯不好：如习惯晚睡、生物钟不规律，睡前看手机或电视，白天过度劳累或兴奋，都会影响晚上的睡眠。

114 要想睡眠好，如何做才好？

许多老年人有不同程度的睡眠问题。晚饭后半小时进行适当运动，有助于睡眠。

运动首推有规律的有氧运动，如散步、太极拳等，同时建议经常按摩。①头部按摩：用中指指腹按摩眉心（即印堂穴）30 次，再按摩眉棱骨和太阳穴各 30 次。②耳部按摩：用拇指、示指沿耳郭自上而下按摩 30 次，再按揉耳垂 30 次。③腹部按摩：临睡前，仰卧位，将双手搓热，顺时针和逆时针环绕按揉。④颈部按摩：示指按摩耳后凹陷处（即安眠穴）30 次，以颈部有压迫感为度。⑤足心按摩：脚部清洗后，双手拇指按揉足心涌泉穴各 90 次，能调肝补肾助眠。

除此，还需选择安静的环境及舒适的床褥，注意室内光线不宜过亮，保持舒缓情绪、减少饮用含酒精、咖啡因的饮料。

115 老年人失眠是怎么回事儿？老年人睡眠不好如何调理？

老年人失眠的原因主要有 4 点：①生理病理因素，年龄越大，睡眠越浅，更容易醒来；此外，若老年人患有神经衰弱和精神障碍等疾病也能引发失眠。②环境因素，当睡眠环境发生改变，如更换床铺、出现噪声等都会导致失眠。③心理因素，如空巢、丧偶等持久的创伤容易引起或加重失眠。④不良习惯和药物因素，如生活不规律、抽烟喝酒或服用安眠药等都能扰乱正常睡眠。老年人睡眠不好，可以通过以下 3 种方式进行调理：①饮食调节，睡前喝牛奶，平时多食用小米粥等促眠食物。②调节生物钟，白天多活动，晚上入睡不要太晚，尽量让自己与自然界同步。③借助舒缓平和的音乐助眠。由于造成老年人失眠的原因比较复杂，必要时最好到正规医院检查、明确病因。

---

116 长期失眠会得痴呆吗？

长期失眠影响健康和日常生活，可能导致神经系统疾病和精神疾病，包括记忆力下降（认知功能损伤）、慢性缺血，会增加痴呆等疾病的患病率及死亡率。老年人失眠的患病率高于青年人，更应该提高对睡眠重要性的认识。患有认知功能障碍的老年人发生睡眠障碍的患病率是认知正常老年人的 3 倍以上，常伴发多种睡眠障碍，包括失眠、睡眠相关的呼吸障碍、快速动眼期睡眠障碍、日间过度嗜睡、周期性肢体运动障碍等。睡眠障碍会影响患者生活质量，加速认知功能衰退，增加痴呆的患病风险。

---

117 失眠了什么时候该去看医生？

如果长期失眠（如超过 3 个月）严重影响了日常生活，有白天困倦、性格变得急躁、抑郁、头痛、头晕、乏力等表现，就需要去看医生。

118 什么办法可以帮助老年人改善睡眠障碍？

老年人改善睡眠障碍，可以通过以下方式：①做好睡前的准备工作，营造适宜的睡眠环境，晚饭后不要大量喝水，建议选择遮光效果较好的窗帘，保持安静、温度适宜的夜间环境，台灯的光线要柔和。还可以在睡觉时戴上眼罩，避免被光线打扰。②找到合适的生物钟。③白天适当增加锻炼，如打太极拳、散步等。④学会自我调理情绪。⑤睡前远离手机及电视。⑥饮食宜清淡可口，忌食辛辣肥腻，平时可以多食用酸枣仁、百合、龙眼、莲子、蜂胶和桑葚，具有安神的功效。⑦在医生的指导下用药，不要自行选药或擅自停药，用药期间不要饮酒。

119 能长期服用安眠药吗？

安眠药可以长期服用，但一定要在医生的指导下用药，不用过度担心药物的不良反应。同时，要防止药物过量的情况，如果出现记忆力下降的情况，可寻求家人的帮助，在其监督下用药。

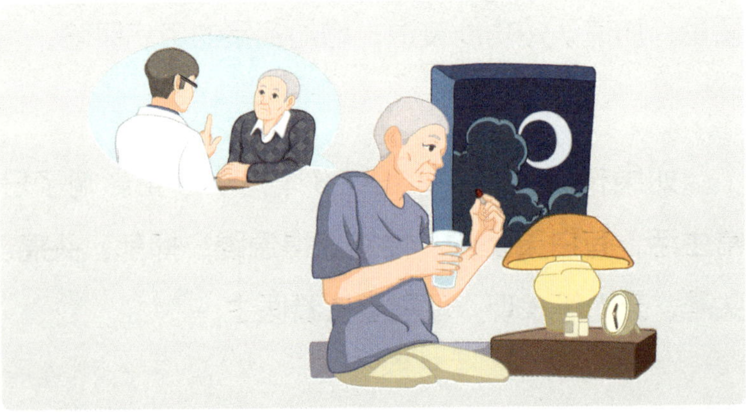

120 中医能治疗失眠吗？

中医可以对失眠进行调理。平时的饮食中，可以多食用酸枣仁、百合、龙眼、莲子、蜂胶和桑葚等具有安神功效的食物；也可在中医医生的指导下，服用一些食疗方，如猪心枣仁汤、百麦安神饮等。心脾两虚者，可在睡前按摩背部夹脊穴；心气虚弱者，予酸枣仁粉睡前冲服，或遵医嘱指导患者服用。

121 老年人嗜睡是病吗？

白天过度嗜睡或突发的不能控制的睡眠发作（发作性睡病）都属于睡眠障碍的一种，是影响患者生活质量的重要因素。发作性睡病还容易导致患者出现危险事件，如在行走、驾车时突然睡着可能出现意外。所以，有嗜睡表现的老年人要到医院就诊，尽早明确原因，必要时治疗。

122 打鼾会诱发心脑血管疾病吗？

打鼾是睡眠呼吸暂停综合征的表现之一，在睡眠中气体流通不畅，容易造成体内缺氧，加重血管和心脏的负担，诱发心脑血管疾病，包括急性脑梗死、脑出血、冠心病、高血压、心律失常等。

123 打鼾要不要治？

打鼾易诱发其他疾病，严重者需要进行治疗，具体措施如下：①如果存在肥胖情况，减肥可以有效缓解呼吸不畅，减轻打鼾的症状。②戒烟戒酒，睡眠时尽量选择侧卧，选择高度、软硬适中的枕头。③如果存在鼻阻塞，可以做鼻部手术，恢复鼻腔通畅。④如果存在咽部狭窄，可以做腭咽成形术。除此之外，还可以在医生指导下在夜间佩戴无创呼吸机，保证夜间达到正常的通气量与血氧，改善睡眠质量。

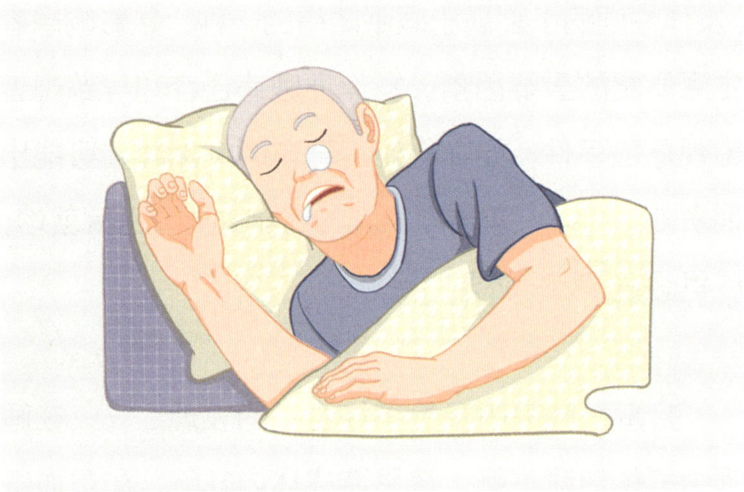

（马欣昕　廖　艳　何欣嘏）

第六章 | “性”福生活

124 老年人就不能有性生活了吗？

虽然当今社会人们的思想比较开放，但是受长期封建观念的影响，还是会有一些人对老年人的性生活问题有很多误解，认为老年人已经没有性欲，如果有性要求就是“不要脸”等，这完全是一种世俗偏见。此外，有些老年朋友把老年期性功能的一些特点误认为是性功能的丧失，因为一两次的性生活不和谐或不成功，便感叹自己老了，因此回避甚至自动停止性生活，这些想法都是错误的，会导致恶性循环。人类的性活动对于促进夫妻感情、稳定家庭起着非常重要的作用，因此老年朋友进行适度、健康的性生活是大有裨益的。

125 老年人抑制性欲对身体有何危害？

性欲是一种自然、本能的反应。老年朋友保持一定的性活动，对健康特别是维持一定的身体活力是有益的，反之可能会对身体产生不利影响。例如，老年男性保持规律的性生活能刺激雄性激素分泌，延缓性器官的衰老，增强新陈代谢。对于老年女性而言，没有性活动，其生殖器官的萎缩程度会比同龄有性活动的女性大得多。如果抑制性欲，性器官的能量效应将难以释放，同时所产生的心理创伤可能干扰身体的正常功能活动，这些都会促使机体更快衰老。此外，禁欲一段时间后，性紧张会消失，甚至导致性反应丧失。因此，积极面对衰老的过程，维持规律的性表达，保持健康适度的性生活，是老年朋友维护性生理和心理健康的有效途径。

126 老年人多久进行一次性交比较合适？

性生活本身就是要使身心愉悦，而不是例行公事，因此对于性生活的频率，并没有硬性的规定，夫妻经过长期的共同生活，基本已经拥有自己的性生活习惯。对于老年朋友而言，一方面，不要受传统观念的约束和对自身性功能变化的误解而谈“性”色变，有意回避性生活。另一方面，性功能是自我力量、自尊心和勇气的一个重要标志，但过分强调性生活对健康长寿有利的一面，认为次数越多越好，也是不对的，要关注到老年人特殊的身体特点，在性生活时应当“量力而行”。建议老年朋友在性活动中更多地注意感情交流，不要仅限于性的行为。夫妻互相体贴关怀，并不时有适度的性生活，这对于老年夫妻双方的身体健康，减少身心疾病的发生是非常有益的。

127 哪些疾病会影响男性性功能？

男性性活动的整个过程包括性欲（性兴奋）、阴茎勃起、性交、射精和性高潮5个环节，影响各环节的疾病均可能导致男性性功能的改变。①原发性性腺功能低下或由于外伤、先天畸形损伤了睾丸功能可能会导致性欲的改变。②全身性疾病，包括心绞痛、高血压等心血管疾病，肺功能不全等呼吸系统疾病，糖尿病、甲状腺功能亢进或减退等内分泌疾病，还有泌尿生殖系统炎症、恶性贫血、慢性肾衰竭、肝衰竭等都可能会影响阴茎勃起功能。③阴茎发育异常、骨盆畸形和隐匿性阴茎及尿道下裂等会导致阴茎插入障碍，但这类异常很少见。④影响射精和性高潮的疾病包括肿瘤、癫痫、多发性硬化、周围神经炎等神经系统疾病，膀胱炎、附睾炎和包皮系带过短等可能诱发早泄。

128 男性年龄增长会引起雄性激素水平下降吗？

男性雄性激素——睾酮水平一般随着年龄增长而下降，多数老年朋友不再出现早晨的分泌高峰，晨勃不复存在。但是就不同的男性个体而言，血浆睾酮含量差异很大。因为睾酮水平会受到很多因素的影响，例如健康状况、生活习惯（吸烟、酗酒）、肥胖等。适当的体力劳动和锻炼能够刺激睾酮分泌，长期的过度疲劳则会减弱它的分泌；再如，对于一直保持有正常性生活的男性来说，血浆睾酮含量较高；反之，丧偶或长期无性生活者，其睾酮含量则明显降低。在实际生活中，确有一些身体情况良好的老年人，有一定的体力活动和性生活，极少服药，其睾酮含量与年轻人相似。

---

129 男性更年期综合征有什么表现呢？

很多人认为更年期这个名词是女性专属的，实际上男性也有更年期，只是男性更年期综合征出现的时间不像女性那么准时和典型。男性更年期综合征患者常会出现体能下降，容易疲劳、健忘，反应力大不如前，注意力难以集中；还会莫名感到烦躁不安，可能因为一点小事而火冒三丈；时而又会觉得情绪低落甚至抑郁，对于过去并不在意的事情感到难以释怀；经常出现入睡困难、失眠焦虑；而且怕热、爱出汗、心悸；对性生活也提不起兴趣，晨间勃起次数减少，还可能出现勃起功能障碍等一系列症状。

---

130 老年妇女性交后为什么容易出现阴道出血？

老年妇女，尤其是绝经后妇女，因雌激素水平的下降对生殖器官会产生很大的影响。随着年龄的增长，阴道黏膜渐渐萎缩，皱襞消失，甚至变得菲薄、失去弹性，阴道和宫颈黏液分泌减少，失去润滑作用，在性交时会因为阴茎的插入导致阴道黏膜损伤而有少量出血，特别是动作比较粗暴的时候更易发生，性交后清洁外阴时可能会发现有少量阴道出血。除了阴道黏膜和分泌物的改变，老年妇女阴道酸碱度也会发生改变，加之膀胱和尿道黏膜萎缩、变薄，这些都容易引起细菌感染，导致外阴、阴道和膀胱尿道发生炎症，这些炎症也会对性行为产生不良的影响。除了阴道出血，还可能出现性交疼痛等。

---

131 老年男性阴茎勃起需要较长时间是患了阳痿吗？

很多老年男性觉得自己阴茎勃起需要比较长的时间，再也不能通过触碰伴侣身体或仅仅通过亲吻就能勃起，因此误以为自己患了阳痿，觉得自己“不中用”了，性生活时会焦虑、紧张，殊不知越是如此，就越难勃起。老年男性阴茎勃起需要较长时间，这是在年龄增长的过程中，体力、精力、心理与精神因素对性欲与阴茎勃起产生的影响。比如随着年龄的增长，老年男性全身各器官包括性器官在内的功能均发生减退，睾酮水平下降、雌激素和睾酮比例失调；再如老夫老妻已经非常熟悉，性活动单调、乏味，造成性趣的减弱，这些都可能导致充分勃起所需要的刺激时间延长。

132 老年男性精子活力降低就不需要避孕了吗？

随着年龄的增长，男性性功能会发生一定的变化，那么精液质量的变化是否会对其生育力产生影响呢？老年男性精液中精子密度是否发生变化，目前并未得到一致的结论，但是通常会出现精液量减少、精子活力下降、异常精子数增加的现象。即便如此，大多数老年男子的精液检查结果仍然处于年轻有生育力男子的正常波动范围之内，故而大多数健康的老年男子仍维持一定水平的性功能和生殖能力。在这种情况下，其就有使性伴侣受孕的可能。因此，如果没有怀孕计划，一定要采取好避孕措施，避免带来意外怀孕的烦恼。

133 老年人如何安全、健康地进行性生活？

对于老年人来说，适度的性生活有益健康，安全健康的性生活与老年机体的变化是密切相关的。①老年人肌张力差，要注意性生活时动作不可过猛，体位不可快速变换，以免造成肌肉损伤。建议选择更为省力的体位，如侧卧位或坐位等。②老年人体脂减少，对寒冷和炎热的调节能力减弱，所以在性生活时要注意室温的调节，冬天避免受寒，夏天避免炎热而造成大汗虚脱。③老年人性兴奋过程缓慢，性活动中应更多地注意感情交流，要有耐心，不能急于求成，做丈夫的要等待妻子阴道充分湿润后再插入，而妻子不要因为丈夫勃起较慢而心烦意乱，应耐心地帮助丈夫兴奋起来。④老年人心功能下降，应避免过分紧张和过分剧烈的运动，以免增加心血管系统的额外负担。

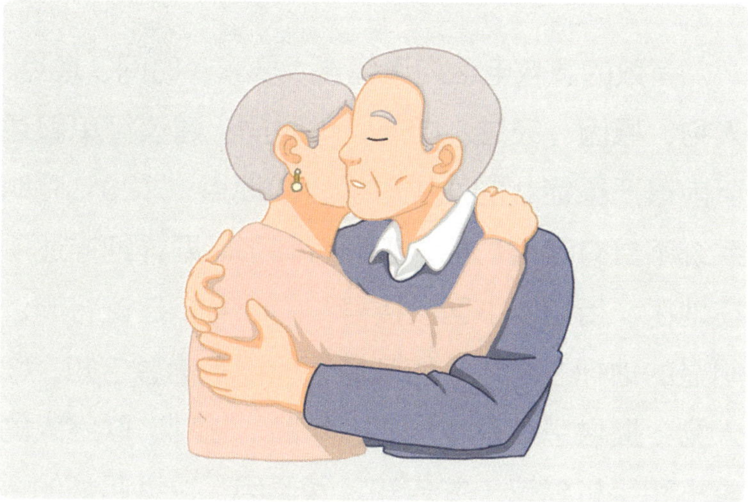

（裴开颜）

第七章 | 正确急救

134 出现紧急情况该如何正确呼叫『120』？

有效的急救电话沟通包含六要素：时间、地点、人物、原因、经过、结果。①时间：建议简单叙述目前最严重症状的发生时间。②地点："120"呼叫系统不具有定位功能，呼叫者除了需要详细描述所在地区、街道、小区、楼号、门牌号，建议将周边明显的地标性建筑，如商场、地铁等信息告知。③人物：提供患者基本信息、年龄、性别，联络人的座机和手机建议一并告知。④原因：患者起病的诱因、基础疾病史等。⑤经过：患者近日病情加重过程，家中有无血压、心率监测等设备，是否已用药。⑥结果：患者目前状态，是否需要即刻在接线员引导下开始心肺复苏。要积极配合急救人员，耐心回答接线员的问题，遵循接线员的指导，可进一步提高沟通效率。

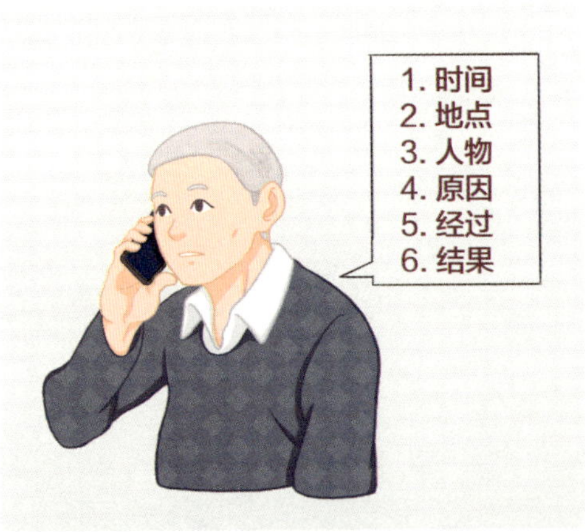

135 老年人如果突然出现言语不利、单侧肢体活动不利或感觉异常怎么办？

出现言语不利、肢体活动不利、感觉异常并非小事，需要高度警惕缺血性脑卒中或出血性脑卒中，也就是我们常说的脑梗死和脑出血。根据 2016 年世界卫生组织全球疾病负担报告，中国卒中发生的终生风险全球第一，高达 39.3%，其中男性风险为 41.1%，女性风险为 36.7%，无论缺血性脑卒中或出血性脑卒中，早期就医、早期干预都是减少致残率和病死率的重要环节。老年人出现相关症状时，家人不要犹豫，更不要心存侥幸，要第一时间拨打急救电话，就近到有卒中诊疗能力的医院，尽快完成早期诊断和治疗，以减少后遗症状如肢体不利、言语不清的发生。

136 老年人发生呛噎该怎么办？

缺牙少齿、吞咽无力、咽反射减弱是老年人易发呛（食物进入气道）噎（食物堵住喉咙）的主要原因。如老年人尚可咳嗽出声，可通过清除口腔内容物、拍背辅助等方法促进呛噎物排出；如已出现双手叉颈、面部涨红，则在呼叫急救的同时，刻不容缓地开始海姆立克法：老年人可站立时，施救者从其背后一手握拳，一手抱拳以环抱于老年人的肚脐和肋骨之间，急速用力向内向上挤压，重复至异物吐出为止；不可站立时，让老年人仰卧，施救者双手叠放，用手掌根部顶住肋脐之间，用力、快速地向前上方按压，之后从口中清除异物；无人在场时，老年人可保持下巴前伸，腹部上端靠在椅背或阳台栏杆转角等硬物上，对胸腔上方施加压力。排出异物后，建议至医院就诊，观察有无吸入性肺炎等情况。

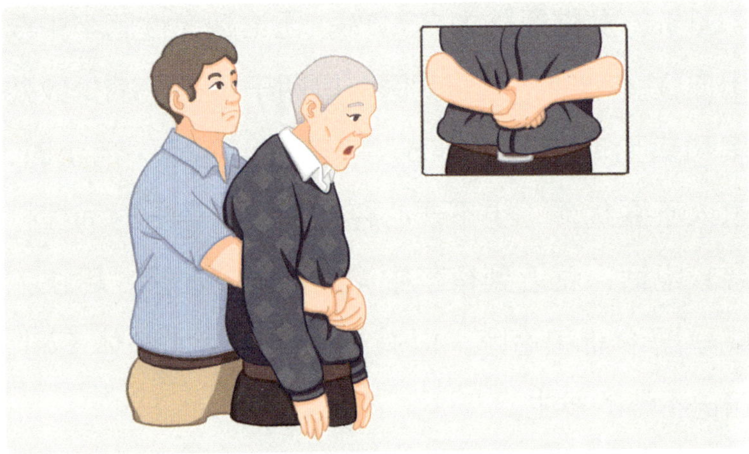

137 老年人突然胸痛怎么办？

胸痛无小事，更准确地说，是必须除外大事。无论急性心肌梗死、主动脉夹层、肺栓塞，还是老年人易出现的表现不典型的肺炎，其鉴别诊断和处理都需要到急诊室进行。此时，建议家中有条件的先测量心率、血压和血氧（目前多种运动穿戴设备均有测量血氧的功能），有条件者可适当吸氧。如果有明确病史，血压不低，可考虑舌下含服硝酸甘油，但需密切监测血压。建议优先呼叫救护车，在救护车上由专业人员进行院前鉴别诊断和初步处理。

138 老年人突发眩晕怎么办？

眩晕在老年人中并不少见，急性眩晕往往带来的直接问题就是跌倒。因此，老年人发生急性眩晕时，在直立位情况下，尽快抓住周围可握持的物品，缓慢坐下；坐卧位时，避免站起，尽可能寻找可倚靠的位置。值得注意的是，急性眩晕可能是严重心脑血管疾病的唯一表现。当患者合并眼前发黑或濒死感时，多提示合并一过性血压下降导致脑缺氧，此时需高度怀疑心源性异常，如心律失常、主动脉狭窄等。基底动脉缺血和小脑疾患是急性眩晕常见的神经系统疾病病因，前者往往伴随平衡障碍或动作失调。及时在家人陪同下就医，有利于更早除外眩晕的严重心脑血管病因，进而尽早干预。

139 老年人出现低血糖的症状怎么办？

由于对血糖降低的生理调节反应减退，老年人更易出现低血糖症状，包括：①自主神经症状，如震颤、心悸、焦虑状态、出汗、饥饿和感觉异常等。②神经症状，如头晕、无力、嗜睡、谵妄、意识模糊甚至抽搐和昏迷。对老年人而言，还可能出现心电图异常如 QTc 间期延长甚至室性心律失常的致死性问题。频繁发生的低血糖也是老年人衰弱的标志之一，当老年人意识尚清时，低血糖处理相对容易，可快速摄入 15～20 克速效碳水化合物，如 1 勺白糖，1 勺蜂蜜，3～4 块糖等，之后 15 分钟复测血糖；

当老年人因低血糖而出现意识障碍时，如果留置有经鼻营养管或其他喂养通路如空肠造瘘管，可通过管路注入糖水；如没有上述管路，则不建议经口喂食，因为很容易造成误吸，此时更应寻找急救帮助。由于老年人低血糖可能发生于睡眠中，有时很难第一时间发现，故调整降糖方案，合理膳食的预防措施更为重要。

---

140 老年人出现严重高血压怎么办？

高血压是老年人常见的慢性病，但部分老年人可能由于服药不规律或特殊原因诱发重度高血压。成人重度高血压的定义为收缩压（高压）≥180mmHg和/或舒张压（低压）≥120mmHg，但根据其临床表现，又可分为高血压亚急症和高血压急症。前者仅有轻微头痛而无急性器官损伤的表现；后者则有急性、持续性器官损坏的表现，如脑卒中、抽搐、眼底病变、急性胸背痛、呼吸窘迫、强迫坐位等。为明确有无器官损伤，建议老年人尽快就近就医。

对于高血压亚急症，治疗时需密切注意降压速度，以数小时到数日为宜；在2～4小时内血压下降不宜超过25%～30%，目标为160/100mmHg以下。部分患者仅需安静休息即可逐渐下降，恢复低盐饮食，恢复规律用药也可达到这一目标。对于高血压急症，需根据靶器官损伤情况决定进一步降压策略，建议前往医院急诊就医。

---

141 老年人服用过量药物怎么办？

首先要尽量收集盛放药品的容器、患者的开药清单等，以明确具体误服药物的种类和数量。患者的最佳治疗方案取决于药物种类、严重程度及从误服到就诊的时间间隔。治疗方法包括支持治疗、去污染、解毒治疗和强化清除技术。

若老年人已经出现意识障碍或呼吸、循环异常，首先尽快拨打“120”，在接线员指导下维持好CAB，即循环、气道、呼吸。①循环：轻拍老年人肩膀呼唤，如无反应可考虑直接开始胸外按压，具体方法可遵从电话指导或以掌根抵住胸骨下段，手臂垂直向下按压，深度5~6厘米，频率100~120次/分，按压30次后可给予2次人工呼吸再继续按压，建议单人连续按压最多2分钟即换人，以保障按压质量；②气道：尽可能去除老年人口腔中分泌物（建议也去除可移除的义齿）；③呼吸：观察老年人的胸廓起伏情况，如无呼吸或仅有数次不规则的喘息，则需要口对口人工呼吸。老年人平卧，压住额头上抬下颌，之后捏住老年人鼻子，以自己的口包住老年人的口吹气约1秒钟，吹气后放开捏鼻的手，让气体自然呼出。

当老年人情况尚稳定时，给予活性炭口服是减少胃内药物影响的首选方法。催吐的相对风险较大，且可能造成误吸，不建议对意识不清或配合不佳的老年人使用。解毒药需根据药物选择，故明确具体药物至关重要，本步骤需到医院进行。促进毒物清除的操作包括利尿、碱化或酸化尿液、血滤等方法，亦需要到医院进行。

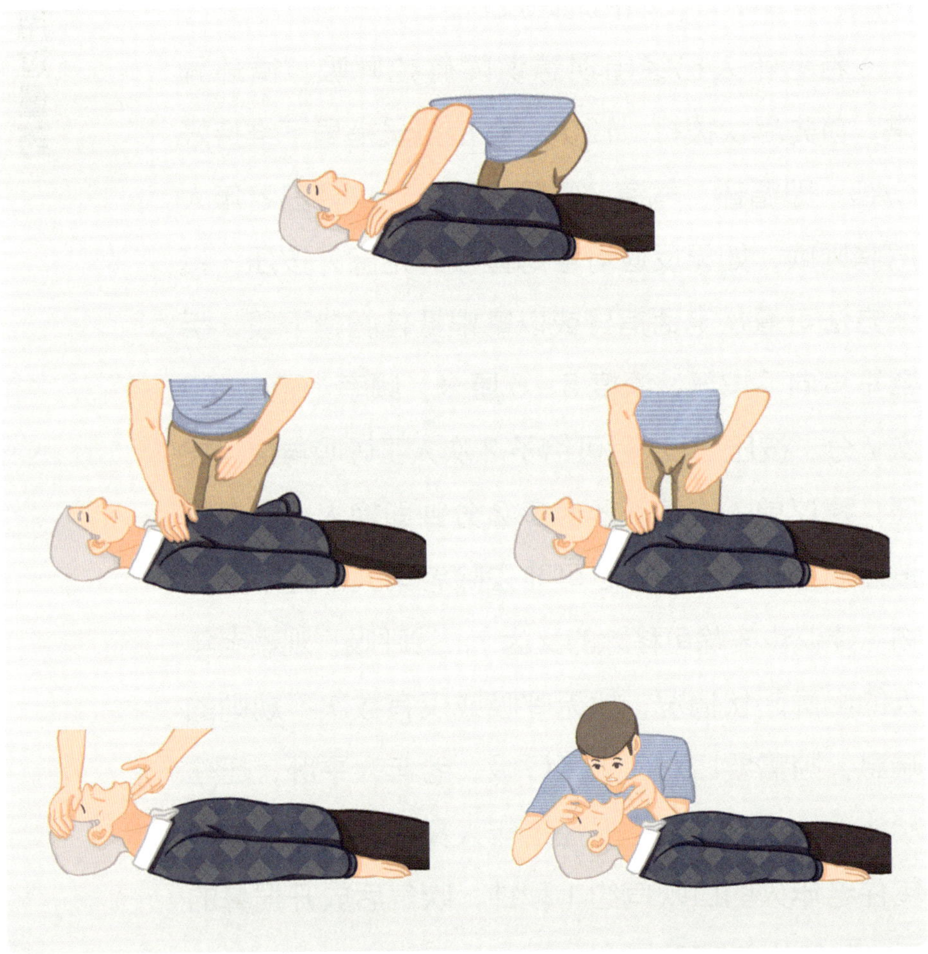

142 老年人精神萎靡怎么办？

对老年人而言，生理的衰老使身体对疾病的反应不如年轻人典型。精神萎靡往往是多种严重疾病早期的唯一表现，包括吸入性肺炎、严重感染、隐形失血等。由于对精神萎靡往往缺乏足够的关注和警惕，导致老年人出现更严重症状如意识障碍时才前往就医，从而影响了治疗效果。当老年人出现精神萎靡症状时，有必要先明确老年人生命体征是否稳定，通过计数呼吸频率、心率、血压、血糖等指标，第一时间筛查有无影响生命的严重情况存在。但上述指标即使正常，也应密切监测老年人的意识水平，如出现嗜睡（可唤醒但很快入睡）、肢体活动异常、语言异常等情况时，尽快就医。

143 如何搬运外伤老年人？

与年轻人相比，老年人的轻微创伤往往可能造成严重的伤害，有观点认为，70 岁以上老年人的任何外伤，无论受伤过程如何，都应该转运至有创伤中心的机构就医。老年人外伤的初步评估是气道、呼吸、循环，维持生命体征稳定才具备搬运的条件。在转运过程中，首先应采用直接按压处理未控制的出血，固定颈椎以防止损伤，放置硬质颈托、头部侧向移动阻挡物（如泡沫垫、毛巾卷）和长背板以固定脊柱。与一般成年人相比，老年人对标准颈椎活动限制操作的耐受能力不如年轻患者。此时可能需要将床头轻微抬高（< 30°）或不使用硬质背板、颈托。股骨、颈骨亦是老年人常见的外伤部位，此时需要保证患者平卧于床单中间，用床单左右包绕固定骨盆，避免移位。

（王春耀）

第八章 | 合理用药

144 家庭储存药物应注意什么？

家庭的药物储存，应遵循以下几点。①温度不能太高：一般说来，温度每升高 10℃，化学反应的速度就增加 2~4 倍。各种胶丸、糖衣片都要低温保存，否则药物容易发生变形或粘连。有的药品还需要放在冰箱里冷藏，取药的时候要记住药师的嘱咐。②不能放在潮湿的地方：潮湿的环境下，药物会吸收空气中的水分导致药物霉变和分解。吸潮后糖衣片的糖衣会变色，糖浆剂易发霉、生虫。因此都要干燥密闭保存。③不要放到阳光直射的地方：光线特别是紫外线常常会使药物变质。④注意药品的保质期，及时对家庭药箱进行检查更新。⑤除了以上存放注意事项外，还应选择放在儿童拿不到、成人使用又较方便的地方。

145 老年人看病后领药有哪些注意事项？

很多老年人到医院看病后，都是领了药就匆匆离去，这样难免带来健康隐患，所以需要了解领药时的注意事项。①看药名、知药效：老年人应该知道自己都服用什么药，知道药品是治什么的，了解自己的疾病状态，也避免发生用药重复或疏漏。②知用法用量：眼药水、耳滴剂、鼻喷剂、吸入剂、贴剂等不同的剂型，其使用方法都不同，因此领药时务必向药师确认药品正确的使用方法。药物是饭前吃、饭后吃还是特定时间服用，也应该记清楚。同时患者不能直接按照过去的服药方式使用目前所开出的药品，因为医生会依病情变化而改变药物的剂量与用法。③了解用药时长：用药疗程亦是治愈疾病重要的一环。有的药物需要长期服用，不可因症状改善而停用，有的药物在服用一定时间后就必须要停药。④注意事项：患者应清楚所服用药物的注意事项。例如胰岛素、一些肠道活菌制剂需要放在冰箱冷藏。有些药物开封后保质期很短，有些药品不能与酒同服等。

146 哪些用剩的药不宜留存？

对于剩余药物的留存，需要注意以下几点。①超过有效期的药品不留。②易分解变质的药物不留：如阿司匹林、维生素C片剂久置后会失去药效或产生有毒物质，不宜留存。③未标明有效期、忘记购买日期及使用日期的药物不留。④效期短的药物不留：如乳酶生、胃蛋白酶合剂等，放置时间稍长，就会降低药效或失效。⑤包装破损的药物不留：一些胶囊、丸剂、口服液等药物的包装破坏后，遇潮或与外界空气接触容易发生化学性状的改变而变质。开封的滴鼻剂、眼药水等也不宜留存。⑥不常用的药物不留：这类药物存放多了不便管理，还易造成混淆。

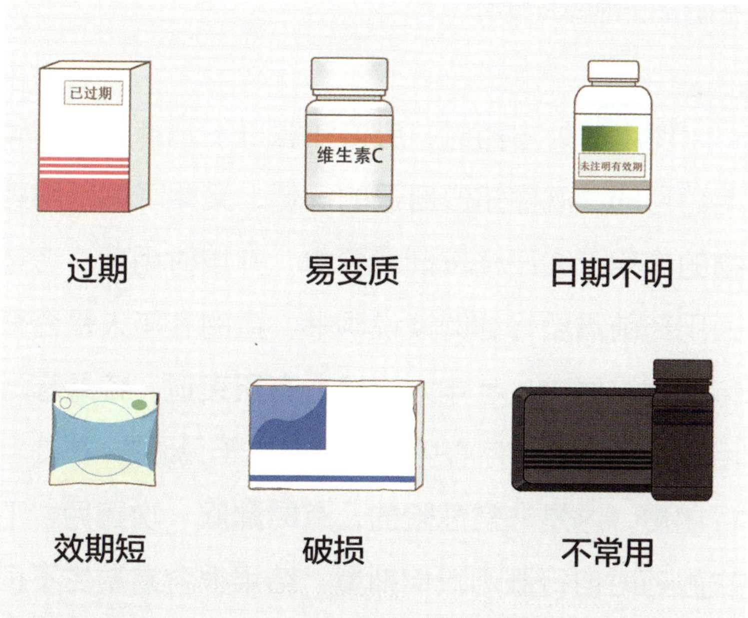

147 哪些类型药品贮存不当易受潮？

①冲剂及颗粒剂：在潮湿环境中极易潮解、结块，尤其是泡腾型颗粒剂。常用冲剂有板蓝根冲剂等。②散剂：散剂的表面积比其他剂型大，故吸湿性较显著。③泡腾片剂：泡腾片遇水即产生气体，导致泡腾片膨胀、变形、破裂，因此极易潮解变质。④中药材：中药材一般没有特制的包装，如果保存不当，较容易发生霉烂、虫蛀等变质现象。⑤一些西药成分：维生素类、助消化药、抗凝血药等，打开包装后也容易吸潮。

易受潮药品在使用后，应尽量还原原包装，使药品处于密闭状态。家庭中应尽量使用加盖玻璃瓶或密封的塑料盒贮存药品，避免使用纸袋、纸盒等不防潮的包装材料。

148 使用非处方药应注意哪些问题？

使用非处方药时，应该注意以下几点。①明确用药目的，既要知道自己的病情，又要了解所用药物的作用。②严格按剂量要求，并按时用药：老年人用药前需要仔细阅读说明书，查阅老年人是否有特殊剂量要求。老年人记忆力有所衰退，容易忘记用药，有时因治疗心切，希望“立竿见影”，往往自行加量，这是非常危险的，有时漏服一次药后，下次服药时自行服用双倍剂量，结果很容易发生不良后果。服药过量造成的危害，可能比原疾病更为严重。③掌握好用药技巧，内服药片或胶囊时，至少应用半杯温开水（约 250 毫升）送服，水量过少，药片易滞留在食管壁上，既刺激食管，又延误疗效。服药的姿势以站立最佳，如老年人身体条件所限无法站立，亦应坐直身体，吞下药片后约 1 分钟再躺下。此外，有的药片不宜嚼碎或压碎；有的药片则需要嚼碎或打碎后服用，必须按说明书使用，对一些控释片、缓释片及肠溶片等均不应打碎后服用。④注意药物不良反应，要了解自身药物过敏史，尤其是在使用同类药物时更应谨慎，并留心观察用药后全身变化，如皮疹、瘙痒、红斑、头晕、无力等，一旦出现严重反应，应立即停药就医。⑤警惕药物相互作用，老年人往往同时服用多种药物，有时还需要中药、西药合用，容易发生药物相互作用。为此，在用药前应向医生或药师咨询，同服药物之间有无不良或增效的相互作用。如服用解热镇痛药同时饮酒，易致肝、肾毒性。在服用处方镇静药物的同时，服用非处方镇静助眠药则易引起药物过量而导致中毒。如有疑问应向医生或药师咨询。⑥在使用非处方药物进行自我治疗一段时间后（一般 3～5 天），如症状未见缓解或减轻，应及时去医院诊断治疗，以免延误病情。

149 胶囊药是不是可以打开服用？

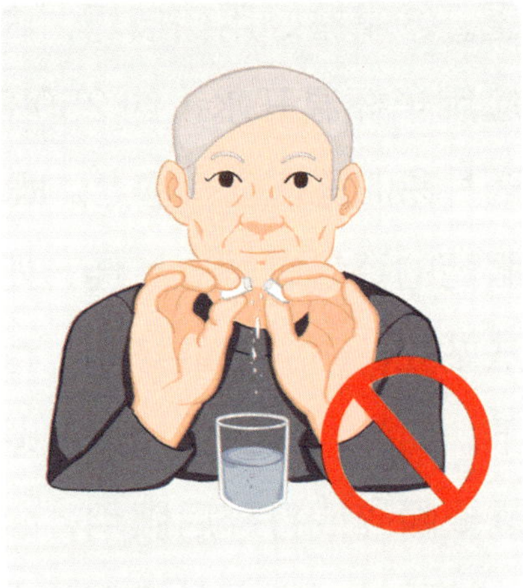

胶囊一般来说不可以打开服用。药物使用胶囊剂型，一是为了掩盖药物的不良气味，二是有的药物为肠溶性，制成肠溶胶囊剂可以保证药物效力充分发挥，三是为了使药品整洁美观，降低患者对药物的厌恶感，增强战胜疾病的信心。如果把药粉倒出来服，不但影响疗效，还会产生一些不良反应。如果有些老年人无法吞咽胶囊，这时需要仔细阅读药品说明书是否允许胶囊打开服用，如果说明书明确指出不可打开服用，则需要换用其他剂型。

150 感冒随便吃点药就可以吗？

感冒是一种比较常见的呼吸道疾病，老年人由于身体功能的衰退，很容易感染。但是，很多人对感冒的处理方式却存在误区。有的患者随便吃某种感冒药而并非对症用药，还有的患者遇上感冒就动用抗生素，这都是对身体没有好处的。不同的感冒药针对不同类型的感冒，如含盐酸伪麻黄碱的感冒药主要改善鼻塞、流涕，含对乙酰氨基酚、布洛芬的感冒药主要针对发热、头痛，含右美沙芬的感冒药主要针对咳嗽症状。建议老年朋友们去正规医院或药房就诊，根据自己的病情选择合适的药物。同时要注意尽量避免吃多种感冒药，以免造成药物组方重复引起不良反应。

---

151 有哪些办法能减少重复用药？

首先，了解自己正在使用的药物，就医和买药前列个清单。如果因为某种疾病需要长期用药，而新发的疾病需要用到其他药物时，应和医生或药师沟通，避免药物重复或相互作用。其次，家庭药箱中同类药尽量只备一种，或列个清单提醒家庭成员。很多人家中都会储备常用药，如感冒药、退烧药、止泻药、镇痛药等，如果每类都备了好几种，使用时容易重复。最后，正确识别药品的通用名。“一药多名”是我国医药市场上普遍存在的现象，如药品通用名同为“对乙酰氨基酚”的解热镇痛药，商品名却有很多，像“百服宁、泰诺林、必理通、斯耐普、安佳热”等。建议老年人用药前仔细阅读药品说明书，了解药物的组分和通用名称。此外，大家还要注意药物的相互作用，联合用药时最好咨询医生或药师。

152 为什么老年人要防止滥用维生素？

一般情况下，只要正常进食，消化吸收功能正常，不存在维生素缺乏的问题，不必另行补充。但老年人可能患有慢性消耗性疾病或肠道吸收障碍时，则易出现维生素缺乏现象，需要适当补充，但不可滥用。滥用维生素，不仅造成药物的浪费，而且还可引起维生素与维生素之间的不平衡，影响机体的正常功能，严重时还可造成中毒。使用维生素前需咨询医生或药师，明确是否需要服用维生素及服用剂量，切莫随意服用。例如，老年人缺乏维生素 A 时，可出现弱光下视力下降、皮肤干燥等。但若长期大量盲目服用，则会出现毛发脱落、皮肤瘙痒、恶心呕吐、剧烈头痛等中毒症状。

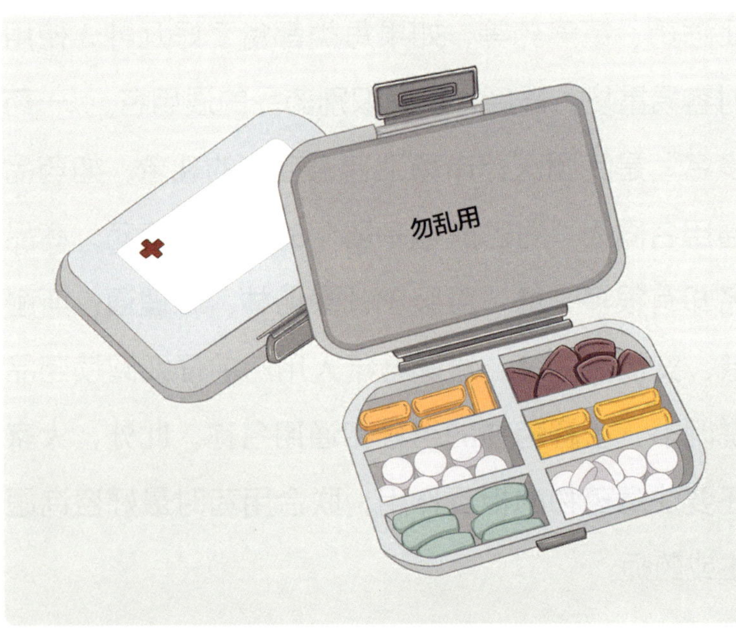

153 安宫牛黄丸能作为预防脑卒中的药物经常吃吗？

安宫牛黄丸的功能主治是“清热解毒，镇惊开窍。用于热病，邪入心包，高热惊厥，神昏谵语；中风昏迷及脑炎、脑膜炎、中毒性脑病、脑出血、败血症见上述证候者”。国家并没有批准该药用于预防脑卒中，并且根据目前的临床研究，安宫牛黄丸也不能预防脑卒中的发生，只能在发生后缓解症状。而且安宫牛黄丸属于处方药，不能自行随意购买，需要医生、药师指导使用，真正到了高热、昏迷需要使用安宫牛黄丸的时候，医生会根据病情给患者开具。所以，家庭中不建议储备安宫牛黄丸，如果滥用或擅自服用，甚至还有可能导致不良后果。

154 六味地黄丸可以作为『保健药』常吃来补肾吗？

按照国家标准，存在“保健食品”和“药品”类别，但并没有“保健药”这个类别。六味地黄丸属于药品，有滋阴补肾的功效。用于治疗肾阴亏损、头晕耳鸣、腰膝酸软、骨蒸潮热、遗精盗汗、消渴。六味地黄丸不可以长期服用，长期服用易造成药物中毒或引起其他身体不良反应。尤其是对于脾肾阳气两虚、肝火过旺或者肾阳虚的老年人，应避免服用六味地黄丸。

155 保健食品属于药品吗？

保健食品不属于药品。保健食品对疾病没有治疗作用，其具有特定保健功能或以补充维生素、矿物质为主，适用于特定人群食用，对食用量有规定，具有调节和改善身体功能的作用，卫生指标合格即可上市，因此不能把保健食品作为人体各种营养素来源的主要途径。而药品主要是用来预防、治疗疾病的，需要准确地针对某个指标、某类物质、某种组织发生作用，必须经过大量临床验证，并通过国家药品监督管理局审查批准，才可上市。

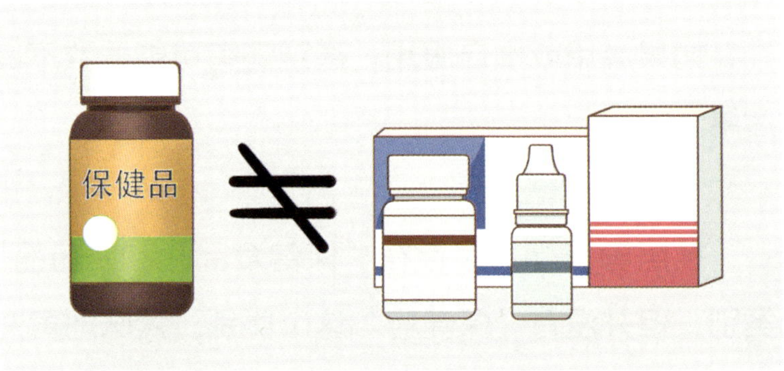

156 中药无毒吗？

大多数人存在一个误解，觉得中药就意味着纯天然、无不良反应，认为吃中药安全，“治不好起码也治不坏”。其实，中药也有很多不良反应，只是之前没有被重视而已。例如，朱砂、木通、雄黄、蜈蚣、水蛭、何首乌、雷公藤、巴豆、洋金花等。此外，很多中药需要辨证用药，错用可能会产生不良反应。如甘草能补脾益气、清热解毒、缓和药性，不当使用会出现助湿壅气、中满不适，长期服用可出现水肿、血压升高、血钾降低、钠潴留等。因此我们要转变“中药无毒”的错误观念。

157 吃哪些药不能喝酒？

俗话说，吃药不喝酒。吃药后喝酒，可能造成药物的不良反应，严重者可危及生命。①解热镇痛类药物：如对乙酰氨基酚、布洛芬、美洛昔康等对胃有刺激，吃药后喝酒不仅加重肝脏解毒的负担，也可能导致胃出血。②头孢类药物：服用头孢后饮酒，易出现双硫仑样反应，导致患者胸闷、气短、口唇发绀、心率增快、幻觉、恍惚，甚至发生过敏性休克而导致死亡。要注意，饮酒后 5 天之内，也尽量不要吃头孢类抗生素，也可能发生双硫仑样反应。③镇静催眠药：催眠药会使中枢神经系统处于

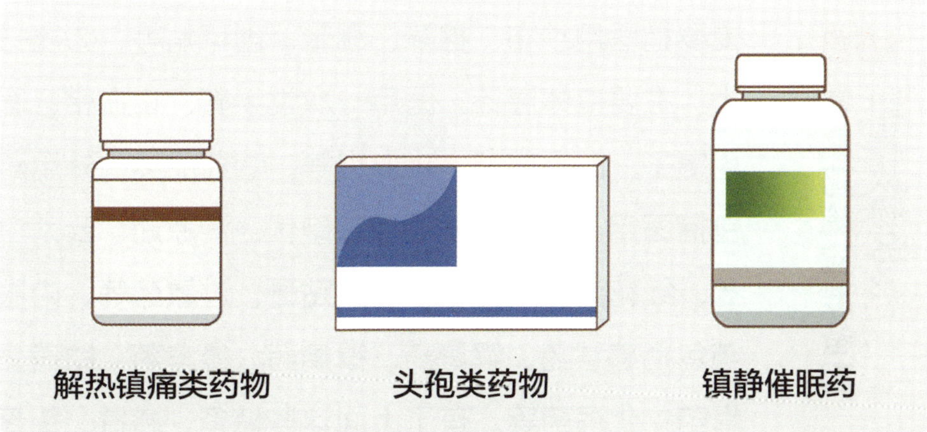

抑制状态，而乙醇会增强这种抑制作用。两者联用，严重的会引发呼吸抑制，使血压降低、嗜睡、昏迷甚至死亡。④降压药：饮酒会使血压降低，同时服用降压药会造成血压过低，造成危险。⑤降糖药：如格列齐特、吡格列酮等，乙醇会刺激胰腺 B 细胞，使胰岛素分泌增加，患者容易出现头晕、心悸等低血糖反应。

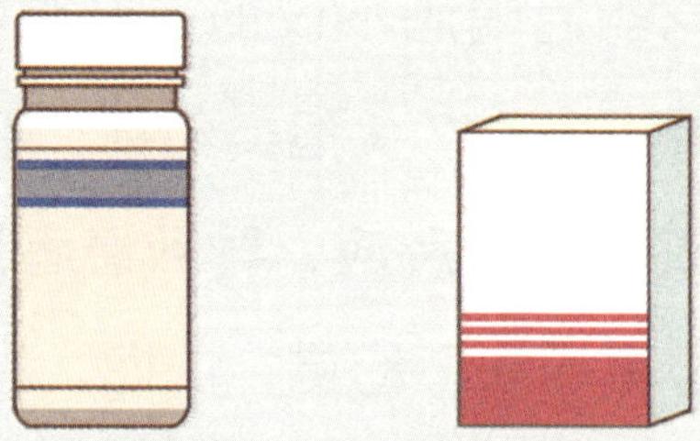

158 家庭药箱应准备哪些急救物品？

家庭药箱应该准备以下急救物品：①敷料类：主要指医用纱布、棉棒、绷带、创可贴等。②器材类：主要指体温计、医用一次性手套、止血带、医用镊子、医用剪刀、止血钳等。③药品类：外用药包括医用乙醇、甲紫溶液、碘伏、清凉油、云南白药、红花油、眼药水、镇痛贴膏、过敏药等。内服药包括感冒药、解暑药、镇痛药、晕车药、助消化胃药、止泻药等。有了上面这些储备，感冒、头疼等常见疾病或轻度烧烫伤等突发状况都可以在家中得到及时的处理。如果家庭中有老年人，还应该准备心血管药物、消化类药物、血压计和血糖仪。

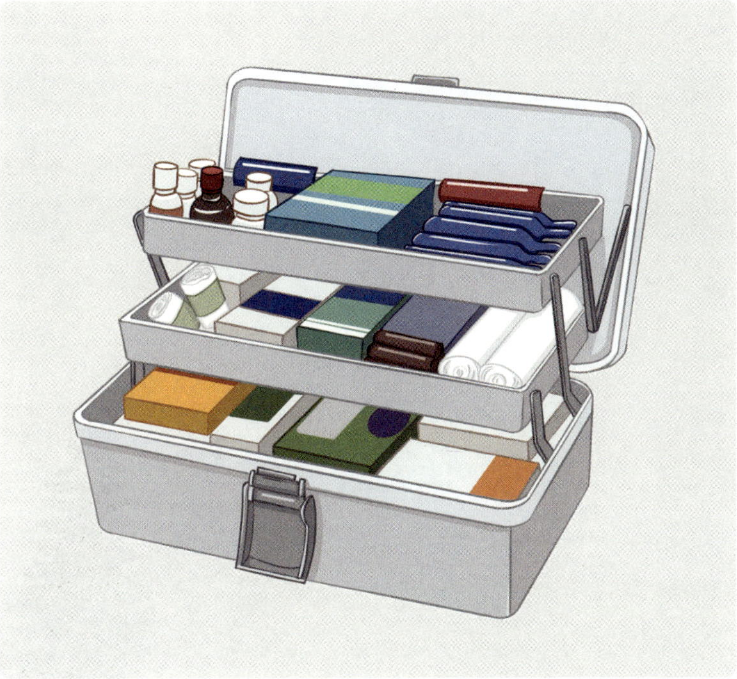

（朱愿超）

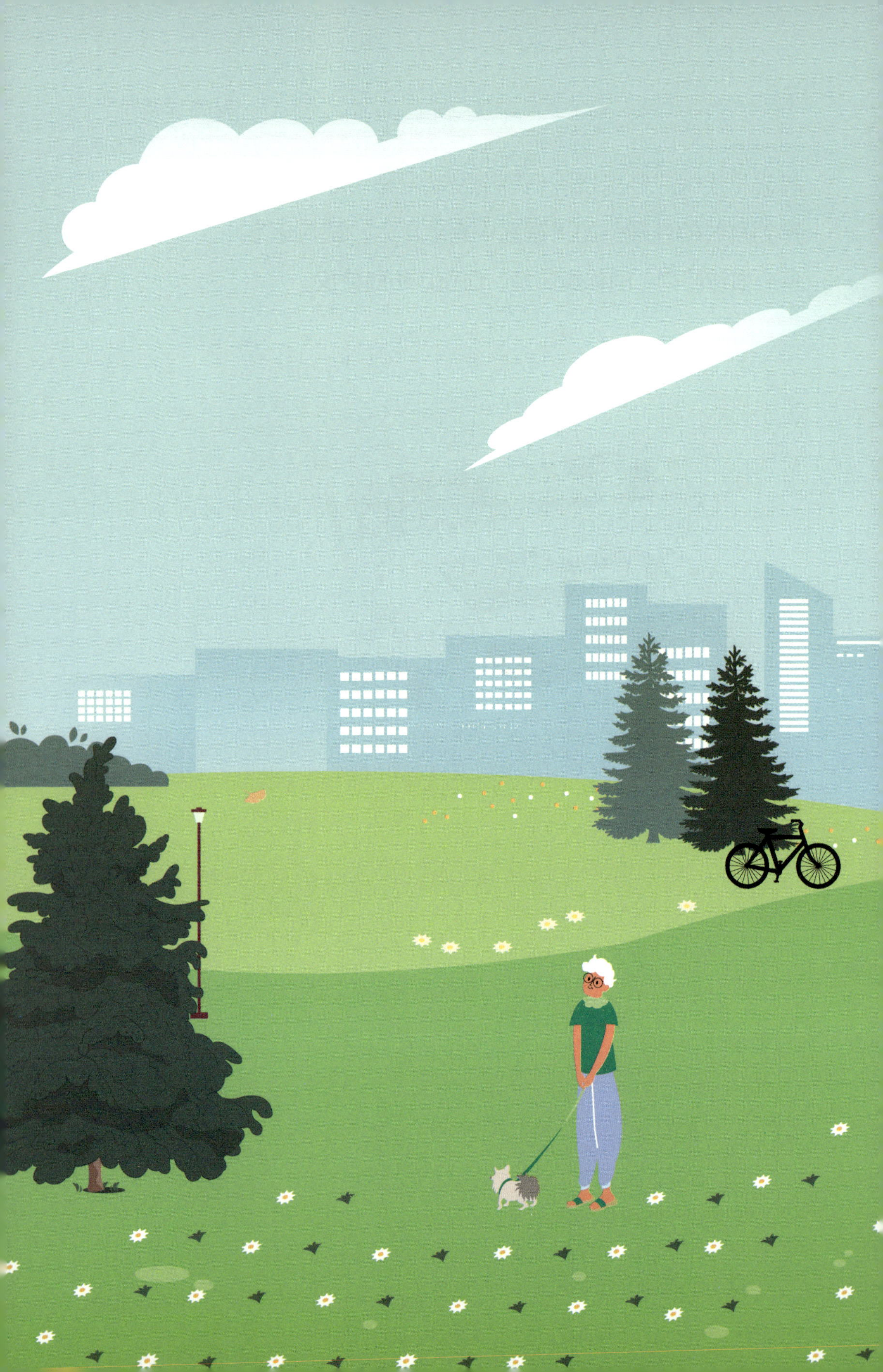

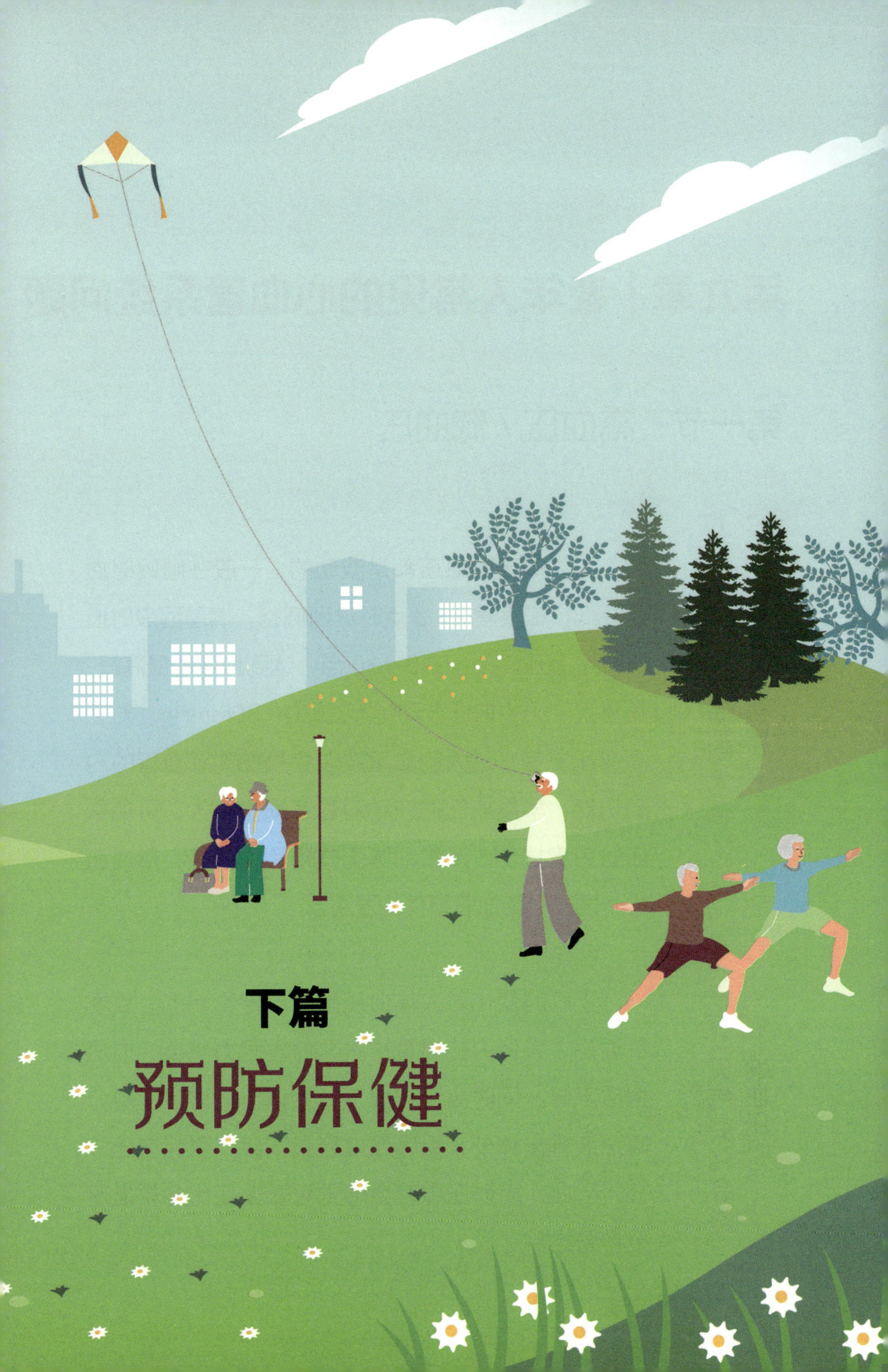

下篇

预防保健

第九章 | 老年人常见的心血管系统问题

第一节 高血压/低血压

159 血压波动大有什么危害？

人体每天的血压都是波动的，一般在睡眠时血压降低，在凌晨 2～3 点时达到低谷，清晨醒来时血压开始上升，在上午 8～10 点，达到血压的最高峰。正常人一天中血压波动幅度在 20～30mmHg。对于高血压患者，过大的血压波动会损伤动脉血管的内皮功能，早晨血压的波动对患者损伤更大，可加重血管内皮损伤，产生动脉粥样硬化性改变，形成血栓，诱发心脑血管事件的发生。

160 天气变化会影响血压吗？

天气的变化对人体血压是有一定影响的。夏季气温高，人体内的血管扩张，血管阻力减小，血压相应下降。同时高温环境下，人体出汗增多，盐分随汗液排出体外，易导致血容量下降，引起血压降低。因此，高血压患者会感觉夏季血压比冬季血压更容易控制。

161 高血压有哪些症状？

高血压大多数起病隐匿，缺少典型的症状，导致诊断延迟。常见症状有头晕、头痛、耳鸣、后颈部不适、记忆力下降、注意力不集中、失眠等，也可出现视物模糊、鼻出血等症状。高血压患者还可能出现心、脑、肾等靶器官受累的症状，如胸闷、气短、心绞痛、多尿等。

162 长期高血压会发生什么？

长期患高血压、血压控制不良，会导致患者心脏、肾脏、脑和外周血管等靶器官的损害，包括心力衰竭、冠心病、脑出血、脑血栓形成、慢性肾衰竭、主动脉夹层等，增加病残率和病死率。

163 一发现高血压就要吃药吗？

口服药物为临床常用的高血压治疗方式，但并不是所有的高血压患者都需要服药。首先需除外假性高血压，如白大衣性高血压（仅在诊室内测量时血压升高，而家中自测血压正常的现象）、药物、睡眠、情绪紧张、乙醇、咖啡因等均可导致暂时性高血压，是可以纠正的因素。排除假性高血压后，如果收缩压＜160mmHg、舒张压＜100mmHg 且未合并冠心病、心力衰竭、脑卒中、外周动脉粥样硬化病、肾脏疾病或糖尿病的高血压患者，可暂缓给药，采用单纯生活方式干预，若 3 个月后仍未达标，则立刻启动药物治疗。

164 血压高时吃降压药，正常就可以自己停药，对吗？

患有原发性高血压需要口服降压药物的患者通常是要终身治疗的，因为血压正常是药物起了关键作用。如果血压升高时吃药，而血压正常后就停药，容易导致血压的波动，易损伤血管内皮功能，对心、脑、肾靶器官损害更严重。如果口服降压药一段时间后出现了血压降低的情况，可以适当减少药物剂量，若仍然是低于正常范围，可和医生沟通后停药严密观察。如果是继发性高血压，在继发性因素纠正后血压降至正常，是可以考虑停药的。但是否停药，还是建议与医生进行沟通，而不要私自更改药物的剂量或者是停药。

165 如何通过改变生活方式来控制高血压？

高血压与生活方式息息相关，健康、合理的生活方式对血压的控制具有一定作用。①减少钠盐的摄入：膳食中约 80% 的钠盐来自烹调用盐和各种腌制品，应减少烹调用盐，每日食盐量不超过 5 克。②调整膳食结构：摄入多种新鲜蔬菜、水果、鱼类、豆制品、粗粮、奶制品，以及其他富含钾、钙、膳食纤维和不饱和脂肪酸的食物。③减少脂肪摄入：减少食用油摄入，少吃或不吃肥肉和动物内脏。④戒烟限酒。⑤肥胖者控制体重。⑥规律适度的运动：老年高血压患者可根据个人爱好和身体状况选择适合并容易坚持的运动方式，如快步行走，一般每周3~5次，每次30~60分钟。⑦避免情绪波动：减轻精神压力，保持心理平衡。概括为“限盐减重多运动，戒烟限酒心态平”。

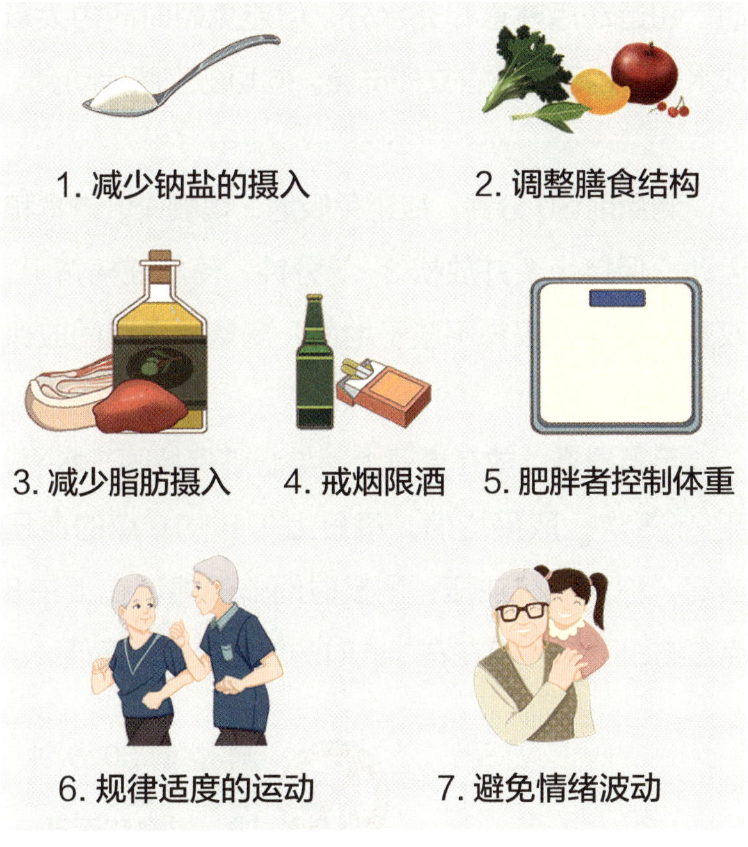

166 高血压患者运动时要注意什么？

高血压患者运动时要注意：①坚持合理的运动有利于血压的控制，对于轻、中度高血压患者，可以选择适合自己的运动方式和强度。②对于血压控制不佳、安静时血压值仍≥180/110mmHg的患者及有严重心脑血管并发症的患者，则不建议进行剧烈运动，如登山、快跑、网球比赛等。③在运动前要有热身活动，逐渐增加运动量，运动中如果有明显的头痛、头晕、胸痛、胸闷等不适，及时停止运动。④运动后注意补充水分，但避免短时间内大量饮水。⑤运动后不宜立即洗澡。⑥切勿空腹运动。

---

167 如何自己量血压？一天量几次？

测量前 30 分钟，应避免吸烟、喝咖啡、进食和运动，保持坐姿并放松 3～5 分钟，倚靠在椅背上，双腿不交叉，双脚平放于地面，测量血压期间应保持安静。

手臂裸露，放在桌子上，与心脏保持同一水平。测 2～3 次，取平均值。每日上午 8～10 点的血压最高，称为晨峰血压，测量时间一般建议在上午 8 点左右、下午 4 点左右，此时测量比较接近高值。

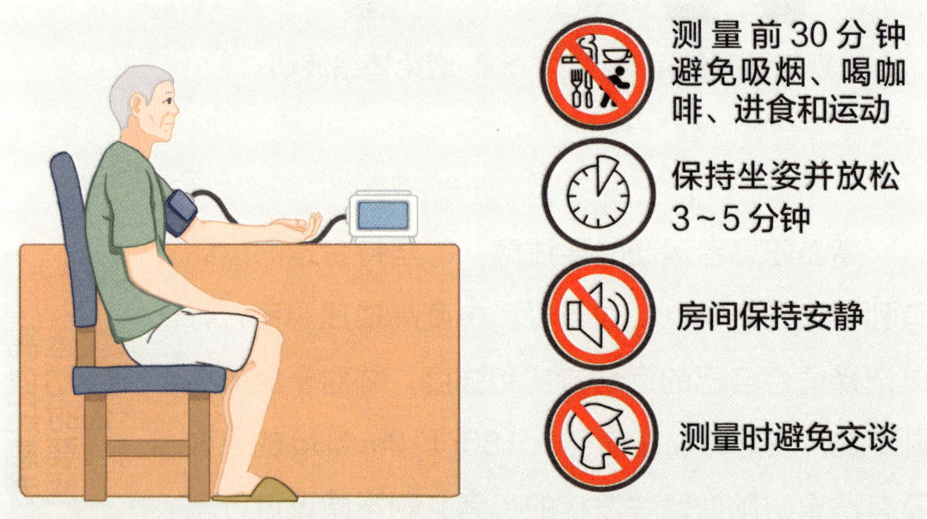

168 低血压有哪些症状？

当人体血压在 90/60mmHg 以下时，可称为低血压。大多数情况下，低血压不会有明显症状。少数人会因血压过度下降，引发脑部及外周动脉供血不足，有手脚发凉、乏力、头痛、头晕、心悸、失眠、健忘等情况。

169 低血压有没有危害？要不要治疗？

有些人天生血压偏低，接近 90/60mmHg，一般没有不适症状，这种称为生理性低血压，多与遗传或身体瘦弱有关，不会危害健康，无须过多关注。若有头晕、乏力等症状，则可以加强体育锻炼，增强体质，改善血压水平。而对于直立性低血压、餐后低血压、疾病性低血压则要引起重视，治疗基础疾病，去除诱因。

170 生活中有哪些措施有助于缓解低血压？

在日常生活中，养成一些良好的习惯也有助于缓解低血压：①每日注意补充水分，养成按时喝水的习惯，尤其是在夏季出汗比较多的情况下，还可适当增加钠盐的摄入。②规律锻炼，如步行、骑自行车、游泳等，可增强心肌收缩力，促进静脉血液回流，增加心输出量，升高血压。③对于直立性低血压患者，应注意体位变换时将动作放缓，可以使用弹力袜辅助，同时避免长时间站立和在炎热环境中的暴露。④餐后低血压患者注意少食多餐，减少每餐碳水化合物的摄入，增加蛋白质摄入。

第二节 血脂异常

171 血脂高一定要吃药吗？

生活方式治疗是血脂异常管理的核心策略。一些轻度的血脂异常患者，经有效的生活方式干预，包括控制饮食中胆固醇的摄入、增加膳食纤维、增加体力运动、维持理想体重、戒烟限酒、缓解精神压力等，即可将血脂控制在理想范围内。若合理调整饮食结构、改变不良生活习惯、加强体育锻炼后，仍不能使血脂降至目标范围，就需要使用药物来辅助治疗。

172 血脂异常有哪些危害？

我们通常所说的血脂异常是指血清中总胆固醇、低密度脂蛋白胆固醇（LDL-C）和甘油三酯升高，但实际上高密度脂蛋白胆固醇（HDL-C）降低也属于血脂异常的范围。血脂异常对身体的危害是隐匿的、循序渐进的、全身范围的。首先是促进动脉粥样硬化性斑块的形成，当斑块增长达到一定限度时，会引起动脉管腔的狭窄，使血流变慢，或者斑块不稳定发生破裂，短时间内会堵塞血管，引起动脉闭塞，影响重要脏器供血、供氧，导致严重后果，如诱发脑卒中、冠心病、心肌梗死等。此外，血脂异常还可导致胰腺炎、脂肪肝、肝硬化、高尿酸血症等。

173 为什么吃素还会高血脂？

有些素食者可能会摄入更多的主食，或喜欢吃坚果类食物，或炒菜的时候放入过多的食用油，这些因素都会引起高血脂。引起血脂升高的因素还有很多，比如遗传因素、年龄、体力活动少、药物影响、特殊疾病状态（糖尿病、甲状腺功能减退、肾病综合征等），而膳食只是其中的一部分，人体中的胆固醇仅有约 30% 来自膳食。在日常生活中还是建议膳食结构要合理，各类营养素种类齐全，均衡摄入。

174 胆固醇都是坏的吗？

胆固醇是人体细胞的重要组成成分，是很多重要激素和维生素合成的前体，是大脑、肝脏等重要脏器的组成部分。缺少胆固醇，会导致一系列健康问题。但胆固醇也有好坏之分，LDL-C 即为“坏”胆固醇。LDL-C 水平与动脉粥样硬化性心血管疾病的发病风险密切相关。随着 LDL-C 水平增高，动脉粥样硬化性心血管疾病的发病率与致死致残率也会增高。 LDL-C 是我们需要主要关注的血脂指标。好的胆固醇即 HDL-C，该指标越高，患动脉粥样硬化等相关疾病的风险越小。

175 哪些食物含胆固醇高？

常见高胆固醇食物（100 克食物中胆固醇含量 > 200 毫克）：猪脑、猪蹄、猪心、鹌鹑蛋、鸡蛋黄、鸭蛋黄、鱿鱼、虾籽、鸡肝、小虾米、鸭肝、猪肝、墨鱼、螃蟹、奶油、牛肺等。常见中等胆固醇食物（90 毫克 < 100 克食物中胆固醇含量 < 200 毫克）：肥牛肉、鳗鱼、鲍鱼、章鱼、肥羊肉、猪肚、青虾、腊肠、牛肥肠、羊舌、泥鳅、羊心、肥猪肉、鸡肉、黄鳝、鲫鱼、全脂奶粉、兔肉等。常见低胆固醇食物（100 克食物中胆固醇含量 < 90 毫克）：瘦猪肉、比目鱼、鲤鱼、草鱼、鸡胸肉、牛奶、酸牛奶、脱脂奶粉。常见不含胆固醇食物：水果、蔬菜、海参、五谷类、花生、豆类、豆腐、豆浆等。

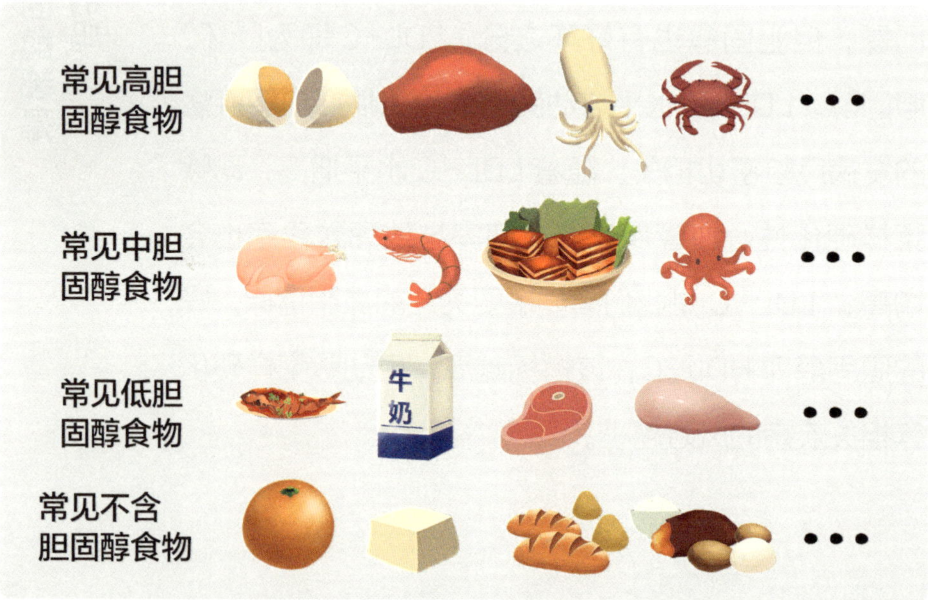

176 如何通过运动降血脂？

有氧运动可以有效降低血脂，包括游泳、骑自行车、快走、爬山、慢跑等，每日坚持 30～60 分钟的中等强度有氧运动，每周至少 5 天。需要减重者还应继续增加每周运动时间，长期坚持下去。如患有高血脂合并心绞痛、高血压、糖尿病、心力衰竭等，运动之前需先咨询医生。

177 吃水果多对血脂会有影响吗？

《中国居民膳食指南（2022）》推荐每日摄入的水果量为 200～350 克。普遍来说，水果中脂肪的含量是比较低的。但是水果摄入过多，其中的糖分也会在身体内转化为脂肪。而且有些水果，比如榴莲、椰子肉、牛油果的脂肪含量多一些。

178 吃降脂药需要多久复查一次？

初次服用降脂药者，建议在用药 6 周内复查血脂、转氨酶、肌酸激酶、血糖，如血脂未达标，则每 3 个月复查 1 次。如治疗 3～6 个月后，血脂仍未达到目标值，则需要调整降脂药物剂量或种类，或联合使用不同作用机制的药物。每次调整后，应在治疗 6 周内复查。如血脂达到目标值范围且无药物不良反应，则逐步改为每 6～12 个月复查 1 次。

第三节　冠心病

179 经常胸闷、胸痛，是否患上了冠心病？

胸闷、胸痛是冠心病的常见症状，但还有许多其他疾病可以有类似症状，如肺部疾病、消化道疾病、神经肌肉疾病、精神性疾病等。如果经常胸闷、胸痛，还需要去正规医院进一步检查才能确定是否患上冠心病。

180 冠心病早期症状有哪些？

冠心病早期常表现为劳力性胸痛，也就是在体力活动时出现的胸骨后闷痛，经休息可缓解。随着病情的进展，休息状态下也可能发生胸痛。如果病情进一步恶化，可能出现持续不缓解的胸痛，这时需要警惕心肌梗死的发生。

181 心绞痛有哪些特征？

典型的心绞痛位于胸骨后，手掌大小范围，可放射至左肩、左臂内侧、咽部、颈部，多表现为压迫、发闷或紧缩感，常由体力劳动或情绪激动诱发，经休息或含服硝酸甘油后 3～5 分钟可缓解。

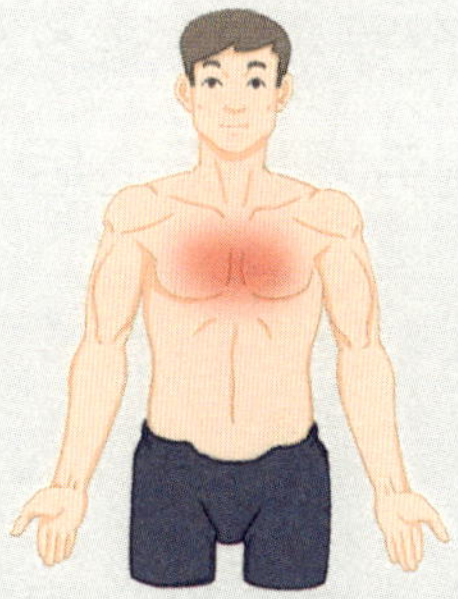

上胸部

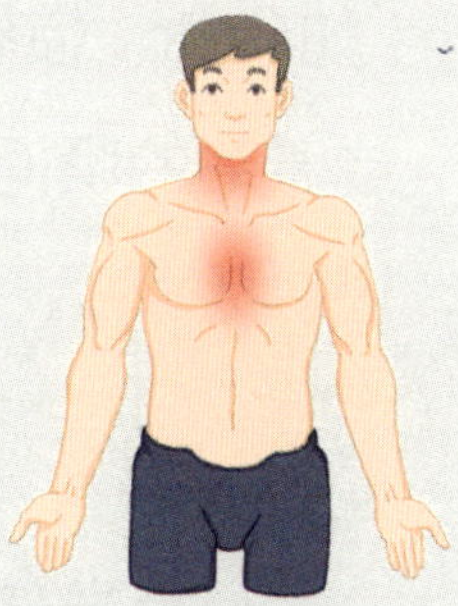

胸部、颈部及下颌

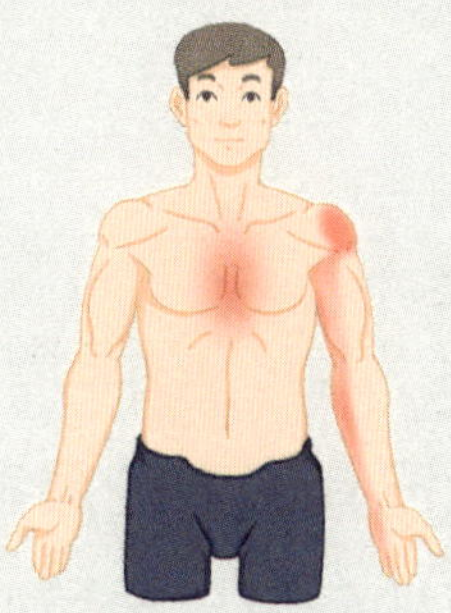

胸骨后，向左肩及左臂内放射

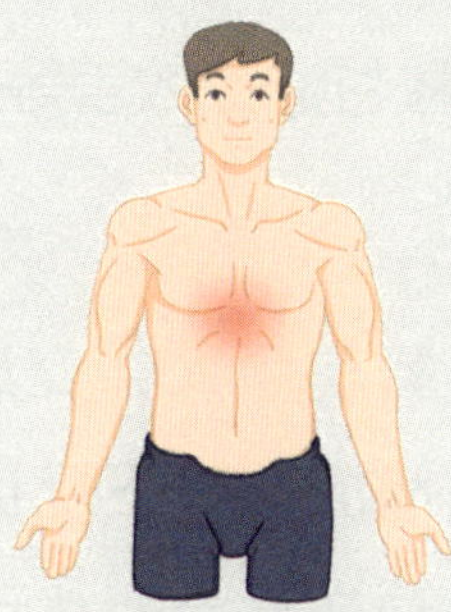

上腹部（易与消化疾病混淆）

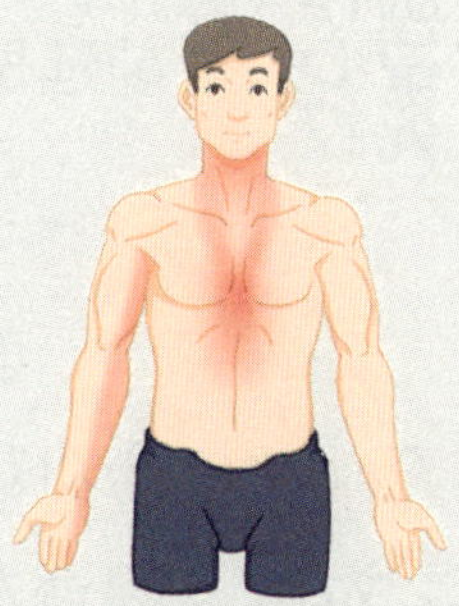

胸骨后，向颈部、右上肢内侧放射

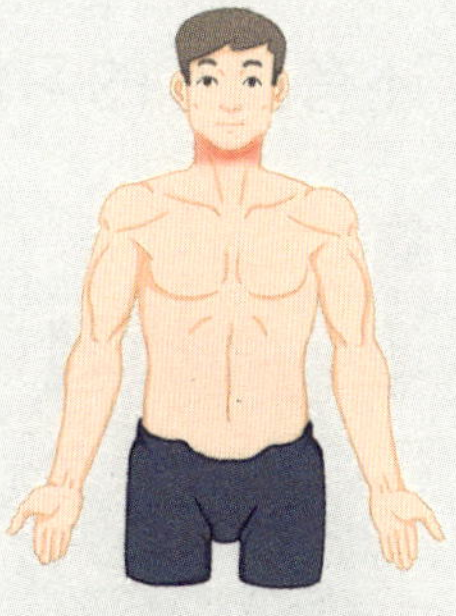

颈部、下颌

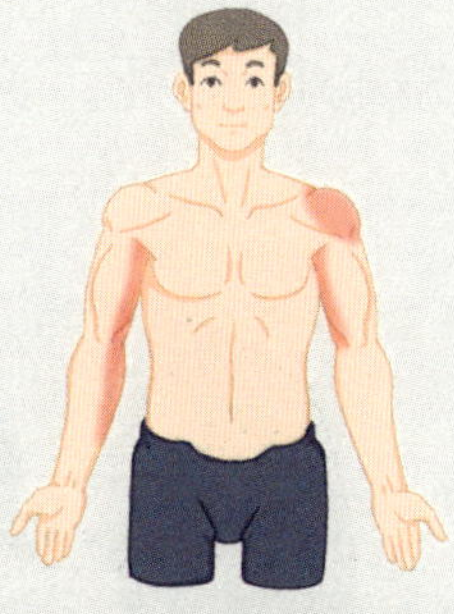

左肩、双臂内侧

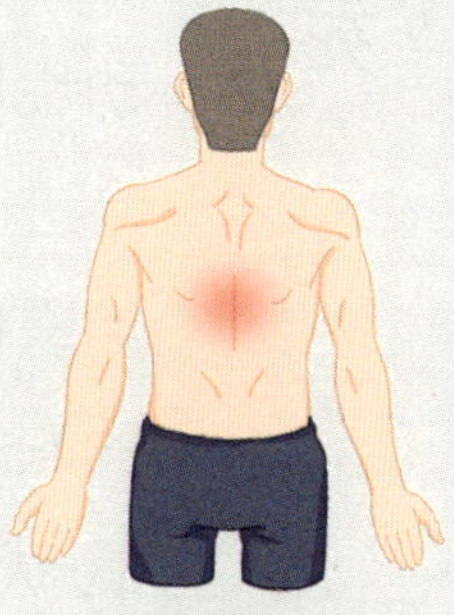

肩胛间区

182 哪些原因会诱发心绞痛？

心绞痛最常见的诱因是体力劳动或情绪激动（如焦急、愤怒、过度兴奋等），疼痛多发生于劳动或激动的瞬间，而不是在劳累一天之后。其他诱因还包括寒冷、饱食、吸烟、心动过速等。

183 反复发作心绞痛是心肌梗死在报警吗？

反复发作的心绞痛往往提示冠心病的病情不稳定，是心肌梗死发生前的报警症状。其他的报警症状还包括心绞痛的疼痛程度较前剧烈、持续时间较前延长、硝酸甘油疗效差等。

184 为什么心肌梗死易发生在上午？

首先，晨起后人体交感神经兴奋，心率增快，心肌耗氧量增加，对于冠状动脉已有病变的患者容易诱发心肌缺血甚至冠状动脉斑块破裂，导致心肌梗死。其次，晨起时人体处于相对缺水的状态，血液浓缩，血小板活性增加，容易诱发血栓形成。最后，清晨还是人体的第一个血压高峰，血压的波动也容易诱发心肌梗死。许多人还有晨练的习惯，会进一步加重体内的缺水缺氧状态，诱发心肌梗死。

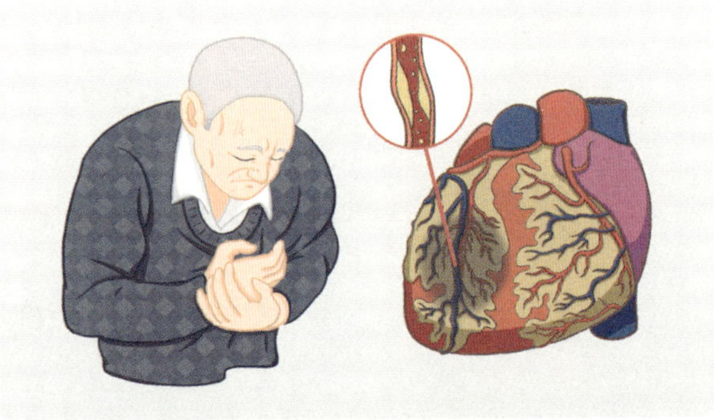

185 为什么暴饮暴食会引发心肌梗死？

暴饮暴食后人体需要消化和吸收食物，因此心脏会输出大量血液供给胃、肠道等消化器官，这就增加了心脏负担，同时使心脏本身处于相对缺血状态。暴饮暴食后胃迅速扩张，还可能促使冠状动脉反射性收缩，造成冠状动脉血供减少，进一步加重心肌缺血。暴饮暴食还会促使交感神经兴奋，继之心率增快、血压升高、心肌耗氧量增加，易诱发冠状动脉痉挛及斑块破裂。暴饮暴食后血糖、血脂水平升高，血液黏滞度增加。上述因素都是暴饮暴食可诱发心肌梗死的原因。

186 为什么情绪激动会引发心肌梗死？

情绪激动时交感神经兴奋，使得血压升高、心率增快、心肌耗氧量增加，还容易诱发冠状动脉痉挛，可能诱发心肌梗死。因此，合并心血管疾病的患者应保持心态平和，避免情绪激动。

187 为什么寒冷会引发心肌梗死？

寒冷情况下血管会剧烈收缩，导致血压升高，增加心脏负担，加重心肌缺血。血管收缩还会使血流缓慢、淤滞，易形成血栓。寒冷刺激交感神经兴奋，使心率增快、心肌耗氧量增加，易诱发冠状动脉痉挛及斑块破裂。上述因素都是寒冷诱发心肌梗死的原因。

188 便秘也能诱发心肌梗死，是真的吗？

便秘患者在用力排便时血压升高、心率增快，心脏负担加重，还易出现冠状动脉斑块破裂，可能诱发心肌梗死。因此，合并心血管疾病的患者应保持大便通畅，必要时遵医嘱应用通便药物，避免大便费力。

---

189 心肌梗死了一定要安装支架吗？安装支架还能运动吗？还能做磁共振、CT 等检查吗？

如果是冠状动脉严重狭窄或闭塞导致的心肌梗死，一般需要安装支架。安装支架后还可以运动，但应该在康复医生指导下循序渐进地进行。安装支架后还可以做磁共振、CT 等检查。

---

190 如何预防第二次心肌梗死？

首先要保持健康的生活方式，如合理膳食、戒烟限酒、控制体重、规律作息、保持良好心态。其次，还要积极控制冠心病的危险因素，如合并高血压、糖尿病、血脂异常的患者，需要积极控制血压、血糖、血脂水平。再次，坚持长期规范用药也非常重要，避免擅自减量或停用治疗用药。最后，还要定期复查，规律随诊，当出现心绞痛等症状时及时就诊。

191 心肌梗死有哪些并发症？

心肌梗死的并发症包括心律失常、心力衰竭、心源性休克、心脏停搏、机械并发症（如乳头肌功能不全或断裂、心脏破裂、室间隔穿孔）等。心肌梗死并发症可使心肌梗死病情进一步恶化，甚至导致死亡。

192 哪些运动适合心肌梗死后的康复？

对于心肌梗死后的心脏康复，建议在专科医生指导下进行。一般根据患者心血管综合评估和运动能力，对患者进行危险分层，按照危险分层向患者推荐实施心脏康复的医院级别，推荐合适且安全的运动强度，以及确定患者在运动训练中是否需要医学监护。常见的运动包括有氧运动（如步行、慢跑、骑车、游泳、爬山），抗阻运动（如哑铃、沙袋），平衡和柔韧性运动（如八段锦、太极拳）。

193 胸部不舒服，什么时候要到心内科就诊？

胸部不舒服是患者常见的主诉，以下情况需要考虑到心内科就诊：①体力劳动或情绪激动时出现的胸部不舒服；②胸部不舒服程度剧烈，可伴随大汗、濒死感；③胸部不舒服时伴随眼前发黑或晕厥。老年人或合并糖尿病的患者，临床表现可能不典型。考虑到心血管疾病危险性较大，因此胸部不舒服时，可考虑首先到心内科就诊，明确有无心血管疾病。

194 预防冠心病的生活方式有哪些？

生活方式对冠心病的影响比较大，要做到：①合理膳食，控制钠盐和脂肪的摄入，多进食蔬菜、水果和谷类。②戒烟限酒，彻底戒烟并远离二手烟，严格控制酒精摄入。③控制体重，将BMI维持在18.5～23.9 kg/m^2，>65岁老人维持在20.0～26.9 kg/m^2。④睡眠管理，保证睡眠时间和质量，必要时服用助眠药物。⑤情绪管理：保持心态平和，避免焦虑、抑郁。

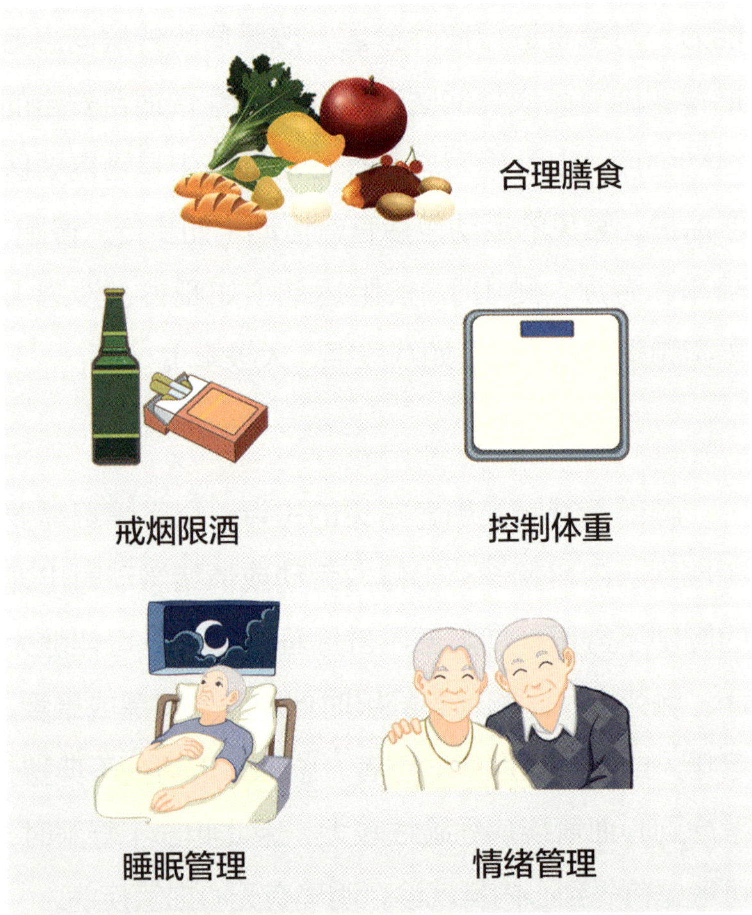

195 冠心病患者如何过冬？

冬季气温较低，冠心病患者需要根据天气变化及时增减衣服，注意保暖，避免寒冷刺激。避免清晨体育锻炼，如遇骤冷、大风等天气时，应尽量在室内活动，同时，还要积极防治呼吸道感染，注意监测血压，根据血压水平及时调整降压方案。遵医嘱规律用药，出现心绞痛等症状时及时就诊。

第四节　心律失常

196 出现哪些症状要警惕是心律失常？

快速性心律失常最常见的症状是心悸，缓慢性心律失常多表现为心、脑、肾等重要器官供血不足，如胸闷、运动耐力下降、乏力、眼前发黑等症状。心律失常病情严重者可出现晕厥，即阿－斯综合征，这是因为突然发作的严重缓慢性心律失常（如窦性停搏、三度房室传导阻滞）或快速性心律失常（如室速、室扑、室颤），导致心脏泵血量在短时间内锐减，因而有短暂的脑缺血症状发作，严重者可发生心源性猝死。

197 心律失常的危害是什么？

严重的心律失常可诱发或加重心功能不全，甚至引起晕厥或心源性猝死。心房颤动是心律失常中常见的类型，因心房颤动患者易在左心房形成附壁血栓，血栓脱落后可发生血栓栓塞，故发生脑栓塞的风险明显升高，致残致死率增加。

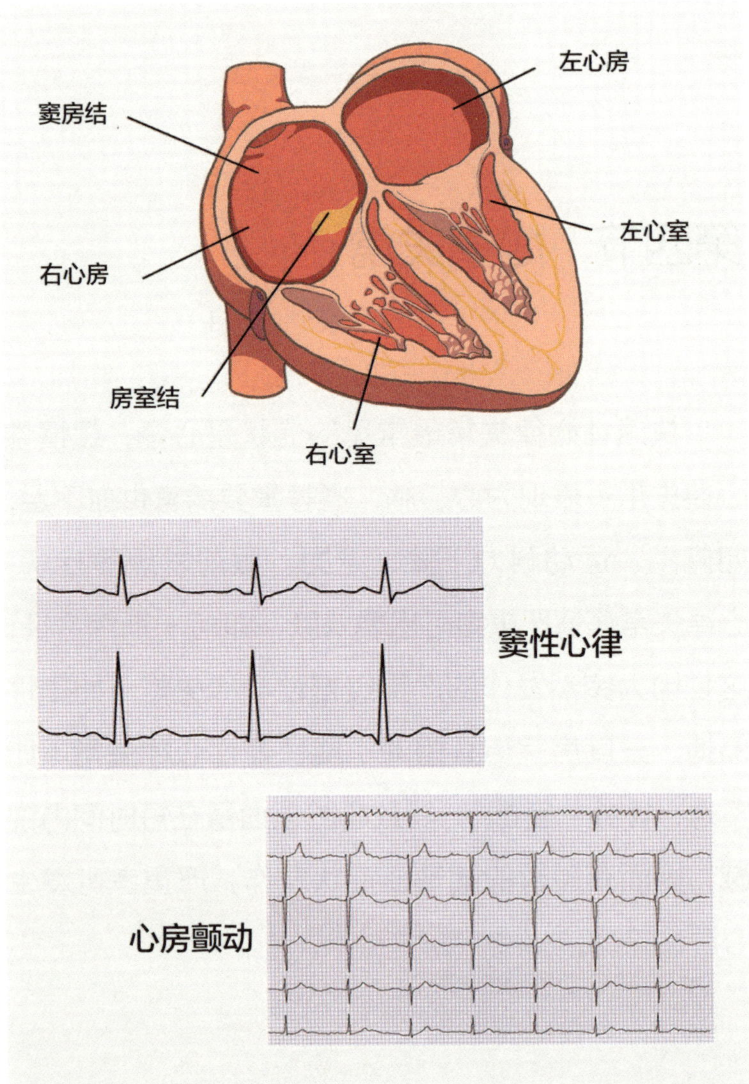

198 心律失常的诱因有哪些？

对于健康人群来说，疲劳、摄入含咖啡因饮品（如可乐、咖啡、浓茶）、烟酒刺激、情绪激动、睡眠不足等，均可能诱发心律失常。此外，药物不良反应、电解质紊乱、甲状腺功能异常也可能诱发心律失常。对于存在冠心病、心脏瓣膜病、心肌病等器质性心脏病变的患者，发生心律失常的概率也是明显升高的。

199 为何要警惕心房颤动？

心房颤动发生时，可以出现心悸、气短、胸闷、头晕、乏力等症状，但也有部分患者没有明显症状，因此可能延误诊断和治疗。心房颤动会影响心脏的结构和功能，使心脏扩大、心功能下降。快速心房颤动可诱发或加重心肌缺血，甚至诱发心肌梗死。心房颤动患者容易在左心耳形成附壁血栓，血栓随时可能脱落并随血液流动到身体各处，堵住哪里，哪里出问题。最容易堵住脑血管形成脑栓塞，严重的可能致残致死。

200 心律失常是否要用药？

因为很多治疗心律失常的药物本身有导致心律失常的不良反应，因此需要综合心律失常的类型和严重程度、患者的症状及是否合并心脏基础病等，最终由专科医生决定是否需要用药。

201 什么情况下需要安装心脏起搏器？

当心率显著降低时，通常没有特效药物用于治疗，心率偏低可导致胸闷、乏力、黑矇、晕厥等症状，往往需要安装起搏器来帮助心脏恢复正常跳动。此外，随着医学技术的发展，起搏器还可以用于治疗心力衰竭，使收缩不协调、不同步的心脏恢复协调，改善心功能。带有除颤功能的起搏器还可以用来预防高危患者的猝死。

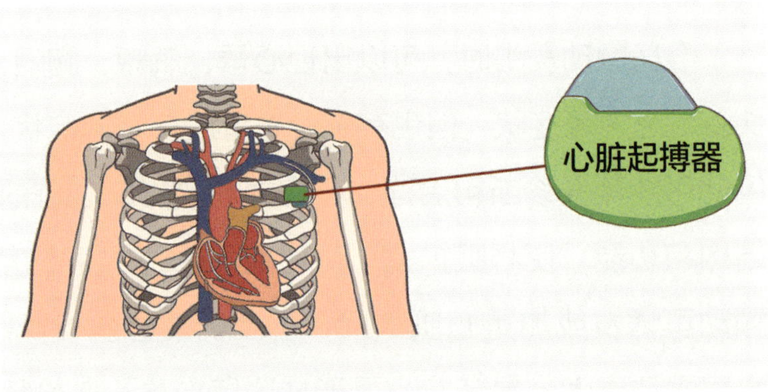

202 安装起搏器后，乘坐飞机、火车等交通工具有什么要注意的？

乘坐飞机、火车等交通工具往往需要安检，安装起搏器后的患者建议随身携带起搏器的身份识别卡，安检时提前向工作人员出示，方可进行手检，避免过安检门对起搏器造成影响或触发金属探测报警器。

203 安装起搏器后能用手机吗？能做磁共振、CT检查或进行其他物理疗法吗？

安装起搏器后可以正常使用手机，也可以做磁共振、CT 检查。早期的起搏器没有抗核磁功能，安装之后不能进行磁共振检查。但随着技术进步，近年来具有抗核磁功能的起搏器越来越普及，根据检查部位分为抗头部核磁和抗全身核磁，可根据磁场强度分为抗 1.5 特斯拉核磁和抗 3.0 特斯拉核磁。因此，安装了起搏器能否做磁共振检查，是因人而异的。在物理疗法方面，安装起搏器后不能做高频电治疗，磁疗需要在远离起搏器的部位操作，其他物理疗法没有禁忌。

第五节　心力衰竭

204 哪些症状出现提示是心力衰竭？

心力衰竭的典型表现是活动后气促、夜间阵发性呼吸困难、端坐呼吸等。然而老年人的心力衰竭症状不典型，如出现卧位干咳而坐位减轻，或白天尿少而夜间多尿，或不寻常的面、颈部大汗等，需警惕心力衰竭。此外，患者还可由于脑灌注不足出现精神错乱、焦虑、抑郁、淡漠、失眠、昏睡等。其他组织灌注不足时出现疲劳、乏力、虚弱、不愿意行走等。味觉异常方面，老年心力衰竭患者口腔内可有味道，并导致食欲减退及不断饮水。老年人心力衰竭时恶心、呕吐及腹痛等症状多见，主要与肝脏、胃肠道淤血有关。

205 什么因素可以诱发心力衰竭？

心力衰竭的诱因很多，主要包括以下方面。①感染：是常见诱因之一，尤其是呼吸道感染；②心律失常：快速性心房颤动及严重的心动过缓都可诱发心力衰竭；③劳累过度；④气候突变；⑤情绪激动；⑥摄盐过多；⑦妊娠和分娩：有基础心脏疾病或围产期心肌病患者，妊娠和分娩会加重心脏负荷，诱发心力衰竭；⑧贫血与出血；⑨体液增加过多过快；⑩电解质紊乱，比如循环血液中的钾离子、钠离子、钙离子浓度异常。

206 老年心脏病患者的家庭照护包括哪些？

居家需要养成良好的生活习惯，包括按时吃药，改变不良的饮食习惯，监测血压、心率，定期门诊复诊。如果有过心力衰竭的症状，建议在每日早晨空腹、排便后，穿同样的衣服，测量体重。学会记录每日的入量和尿量，当出现腿肿、不能平卧、体重增加时，应严格限水，增加服用利尿药的剂量。

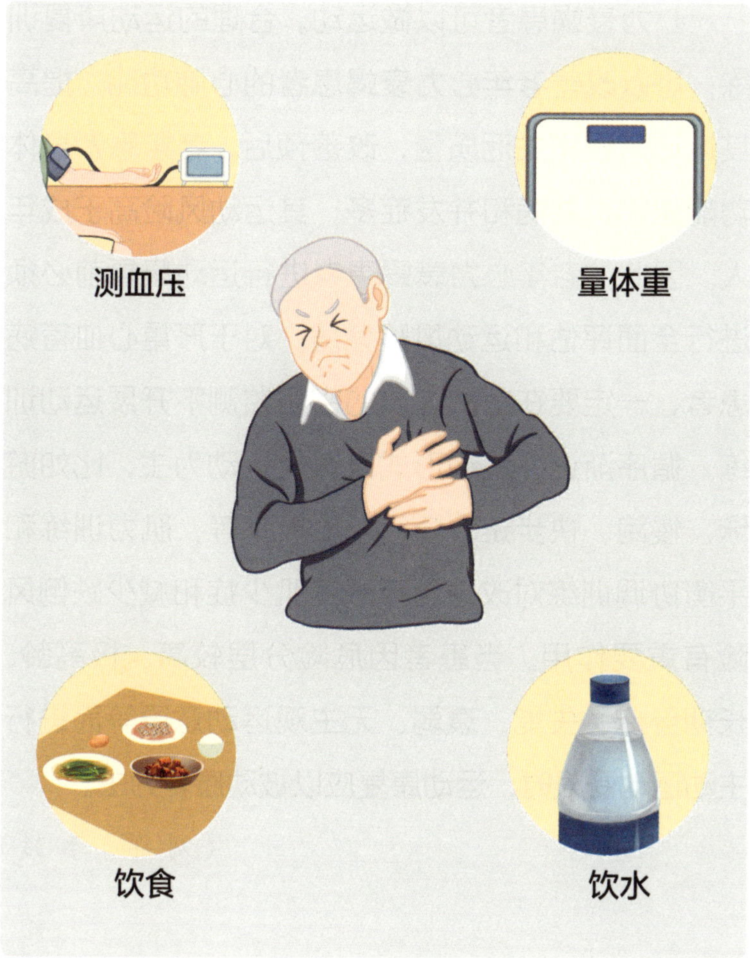

207 如何提高心力衰竭患者生活质量？

首先，应尽可能控制原发病，避免心力衰竭加重的诱发因素。其次，坚持长期规范的药物治疗。再次，加强生活管理，低盐饮食，坚持有氧运动，监测体重，记录出入量，保持出入量基本平衡，减轻心脏负荷。最后，定期随访。

208 心力衰竭患者能做运动吗？如何运动？

心力衰竭患者可以做运动。合理的运动康复训练，可以改善老年心力衰竭患者的心肺功能，提高其运动耐量和生活质量，改善预后。老年患者身体功能退化，共病和并发症多，其运动风险高于成年人。因此，老年心力衰竭患者进行运动康复前必须进行全面评估和运动风险分层。对于严重心血管病患者，一定要在医护人员的密切监测下开展运动训练，循序渐进。运动形式以有氧运动为主，比如游泳、慢跑、快步走、骑行、太极拳等，肌力训练和平衡协调训练对改善老年患者肌少症和减少跌倒风险有重要作用。当患者因危险分层较高、极高龄、长期卧床、失能、衰弱、无主观运动意愿等而进行主动运动受限时，运动康复应以被动康复为主。

（刘洋　李彭）

第十章 | 老年人常见的呼吸系统问题

第一节　肺炎

209 老年人为何易患肺炎？

老年人呼吸道黏膜变薄、分泌腺萎缩，黏膜上“小刷子”样的纤毛也逐渐脱落减少，因此呼吸道对空气中有害物质如颗粒物、细菌、病毒等的清除能力也下降；老年人咳嗽反射和吞咽反射都变得迟钝，容易发生口腔分泌物、食物等误吸入气管和肺而导致吸入性肺炎；此外，长期卧床、神经系统疾病、口腔卫生状况差、胃食管反流病、营养不良、老年免疫功能下降等因素也大大增加了老年人患肺炎的风险。

210 老年肺炎有哪些表现？

老年肺炎往往表现不典型，咳嗽、咳痰、发热等典型肺炎表现常常不突出，较常见的是呼吸急促。相反，呼吸系统以外的症状较常见，并可在起病初期出现：①健康状况衰退，常见于高龄老年人，表现为倦怠、不想活动、精神恍惚甚至意识不清、尿失禁、跌倒等；②慢性基础疾病难以解释的加重，有心律失常、心功能不全、糖尿病、肾功能不全等基础疾病的老年人可表现为基础病不明原因突发加重或控制不好；③消化道症状，如不想吃饭、恶心、呕吐等。因此老年人特别是高龄老年人在出现这些表现时，应注意识别发生肺炎的可能性，及时就医。

---

211 老年肺炎有何注意事项？

老年肺炎发生率高，而且容易出现呼吸衰竭等多种并发症，死亡率也明显升高。因此，要提高对老年肺炎表现的认识，一旦出现应注意警惕，及时就医，早诊断、早治疗是关键。就医时要注意提供详细的基础慢性病史和长期用药清单，以便医生参考。在积极进行药物治疗的同时，还要注意加强自身护理，包括：①进食清淡、营养丰富、容易消化的食物，适量饮水，适度活动，维持大便通畅；②保持环境温度、湿度适宜；③痰多时避免用镇咳药，可以用祛痰药，鼓励将痰液咳出，如果痰液黏稠不易咳出或排痰困难的高龄老年人，可在医生指导下学习家庭雾化和排痰技术，如主动循环呼吸训练、体位引流和叩击技术等以促进排痰。

212 老年人如何预防肺炎？

老年人预防肺炎，应在日常生活中做到如下几点：①健康生活方式，营养均衡的饮食，适度锻炼，戒烟戒酒；②环境适宜，居室干净通风，温度湿度适宜，外出做好防寒保暖，避免至人员密集、空气不流通的场所，避免接触有呼吸道症状的患者，必要时应佩戴口罩；③接种疫苗，65 岁以上老年人在无禁忌证的情况下可接种肺炎疫苗、流感疫苗等；④保持口腔卫生，饭后漱口或用软毛刷刷牙，定期至口腔科就诊，及时处理口腔牙周疾病；⑤如果有反酸、胃灼热等胃食管反流症状，或有饮水 / 进食呛咳等症状，应积极至医院就诊处理以减少老年吸入性肺炎风险；⑥控制好糖尿病、心脏病、脑血管病等基础疾病。

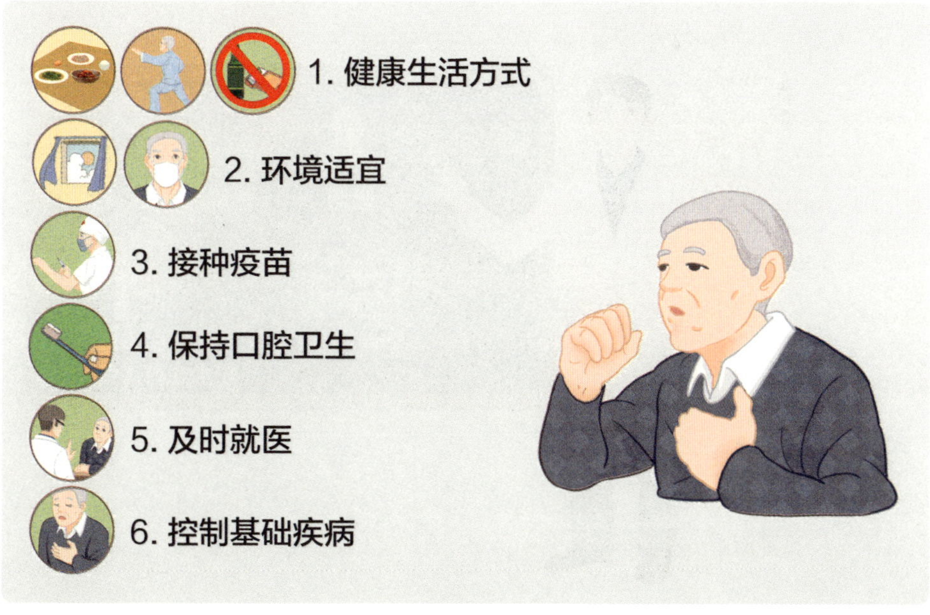

第二节　慢性阻塞性肺疾病

213 慢性阻塞性肺疾病是怎么引起的？

慢性阻塞性肺疾病简称慢阻肺，是一种常见病，以慢性咳嗽、咳痰、气短症状和肺功能检查存在阻塞性通气功能障碍为特征，通常由长期吸入毒性颗粒或有害气体等导致。因此吸烟，燃烧煤、柴、秸秆等生物燃料，空气污染，工作或生活环境中接触粉尘或有害气体等，都是引起慢阻肺的危险因素。此外，随着年龄增长，老年人呼吸系统发生老化，肺功能逐年下降，慢阻肺的发生率也显著上升，因此老年人是慢阻肺的高发人群。

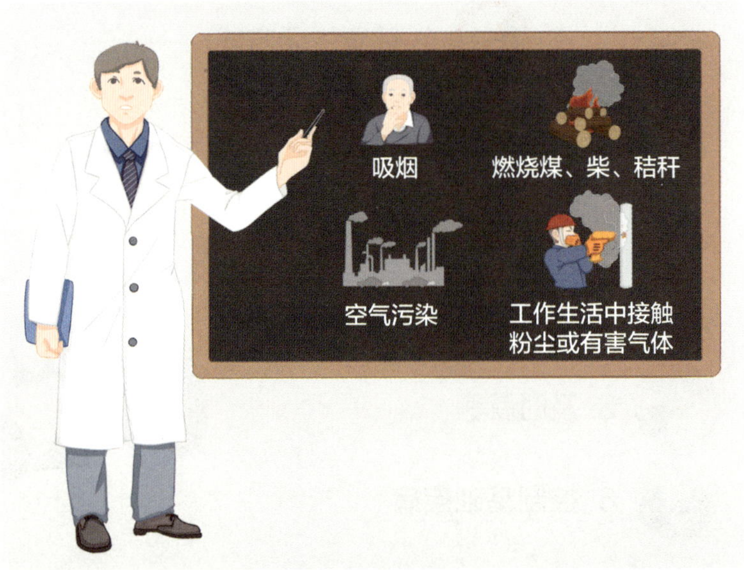

214 吸烟对慢阻肺有什么影响？

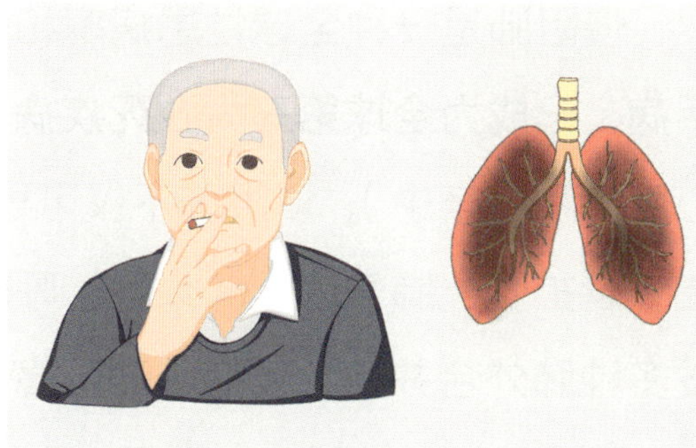

吸烟是导致慢阻肺最重要、最常见的危险因素之一。吸烟者的吸烟量越大、吸烟年限越长、开始吸烟年龄越小，慢阻肺的发生风险就越高。吸烟会损害肺部发育并加速老化，引起肺部损伤，进而诱发肺部和全身的炎症反应，最终导致慢阻肺的发生和发展。戒烟是唯一可以改变慢阻肺发生发展、延缓肺功能下降速度的措施。

215 老年人患慢阻肺有哪些表现？

老年人患慢阻肺主要有以下表现：①呼吸困难（气短、胸闷或喘息），早期多发生于活动后，逐渐加重，后期甚至发生于休息时；②慢性的咳嗽、咳痰，咳嗽大多在晨起或夜间，咳痰多为白色黏痰或泡沫痰，有感染时可为脓痰。这些症状在老年人群经常被误认为是老了或被归因到其他基础疾病如慢性心脏病等，而且老年人往往活动较少，因此不易早期发现活动后呼吸困难，对慢阻肺的认识程度也不高，往往会造成延误诊断。对于出现上述症状的老年人，特别是有吸烟史者，应及时进行肺功能检查，早诊断、早治疗。

216 慢阻肺的危害有哪些？

慢阻肺是一种全球性患病率和死亡率均较高的疾病，已成为全球第三大致死疾病（仅次于缺血性心脏病和脑卒中）。慢阻肺不仅可导致慢性气管炎、支气管扩张、肺气肿、肺大疱、呼吸衰竭，还会引发多种肺外合并症，包括肺动脉高压、肺源性心脏病、骨质疏松、糖尿病、焦虑、抑郁、胃食管反流、肌萎缩、营养不良等。

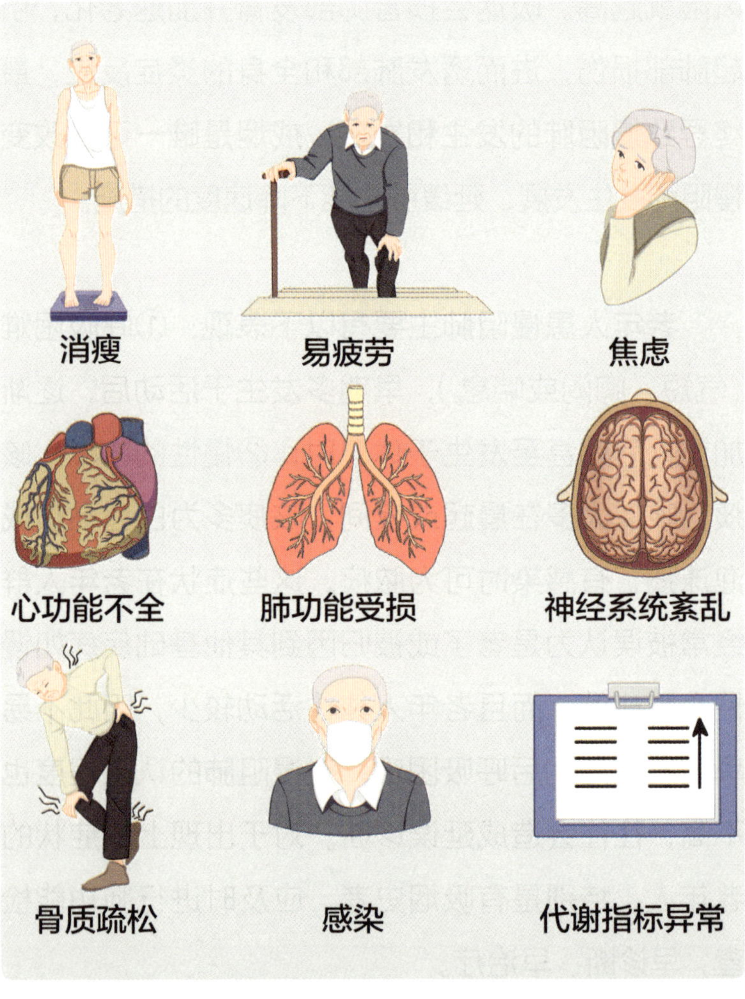

217 老年慢阻肺患者该如何护理和保健？

对于老年慢阻肺患者，日常护理和保健应格外注意。①戒烟；②环境适宜：室内的温度保持在18～25℃，相对湿度在50%～60%；③健康膳食：指多摄食蔬菜、水果、全谷物，少食加工红肉、油炸食品，遵循低糖、低脂、优质蛋白饮食；④预防呼吸道感染：如保持环境洁净，做好个人卫生尤其是口腔卫生，按时接种疫苗，不饮酒，治疗胃食管反流病等疾病，控制好心脑血管基础疾病；⑤合理运动锻炼：强度以个人能耐受为原则，步行是最常推荐的形式，传统中医运动养生包括太极拳、八

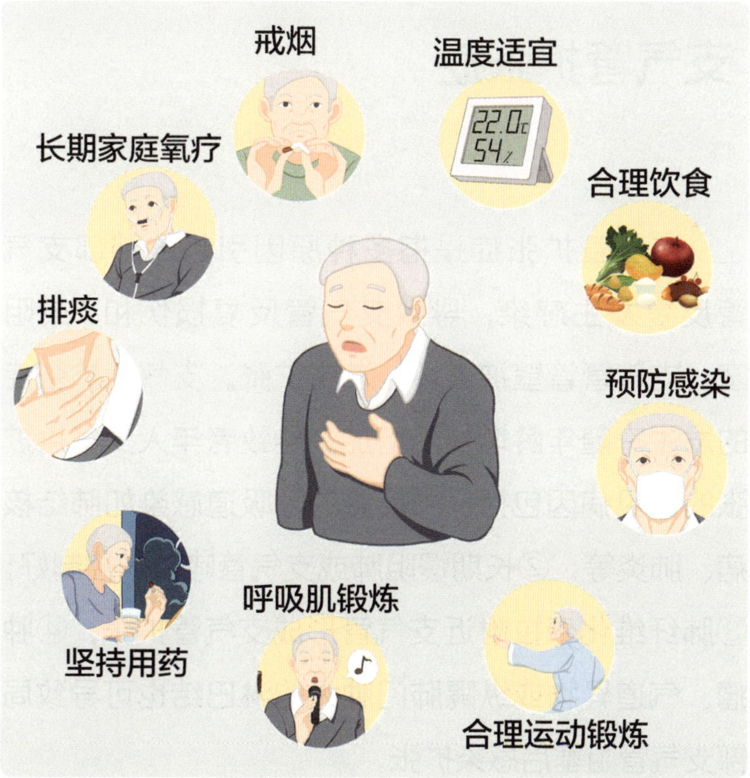

段锦等，也非常符合慢阻肺患者的锻炼要求；⑥呼吸肌锻炼：包括缩唇呼吸、腹式呼吸、呼吸操和唱歌等；⑦坚持用药：掌握正确的吸入药物使用方法，遵医嘱，坚持用药；⑧痰多、痰液黏稠、排痰困难患者做好排痰；⑨长期家庭氧疗：经医生建议长期家庭氧疗患者在吸氧时，流量应控制在 1～3 升 / 分，维持脉搏血氧饱和度 90% 以上即可，不能擅自提高氧流量。

第三节　支气管扩张症

218 老年支气管扩张症的病因是什么？

支气管扩张症是指多种原因引起的肺部支气管反复发生感染，导致支气管反复损伤和 / 或阻塞，支气管管壁被破坏，发生扩张。支气管扩张症的发生率随年龄增长而增加。导致老年人支气管扩张的常见病因包括：①反复的呼吸道感染如肺结核病、肺炎等；②长期慢阻肺或支气管哮喘未控制好；③肺纤维化牵拉附近支气管形成支气管扩张；④肿瘤、气道异物或纵隔肺门肿大的淋巴结也可导致局部支气管阻塞后感染扩张。

219 支气管扩张症的表现有哪些？

支气管扩张症常见表现为慢性咳嗽、咳痰（通常量大，多为脓痰）、反复痰中带血或咯鲜血，可有间断性发热，严重者可出现呼吸困难和消瘦、贫血、营养不良等表现。具有上述症状的老年人应尽早进行胸部高分辨率 CT 检查。

220 支气管扩张症有哪些危害？

支气管扩张症是一种常见的呼吸道慢性病，对身体健康和生活质量危害大，包括：①导致反复继发感染，特别是容易发生非结核分枝杆菌、奴卡菌、放线菌、曲霉菌等特殊难治的慢性感染；②反复咯血，甚至是大咯血，严重时可发生窒息，危及生命；③支气管扩张范围大、病情变重时，可导致肺部毁损、呼吸衰竭，引发肺动脉高压和肺源性心脏病；④严重时导致全身消耗表现，如食欲缺乏、消瘦、乏力、贫血、白蛋白降低、营养不良等。

221 预防老年支气管扩张症有哪些措施？

老年支气管扩张症的预防措施如下：①儿童期做好计划免疫，按时接种麻疹、百日咳、卡介苗等疫苗；②避免长期接触燃烧煤、柴、秸秆等生物燃料，远离环境污染、粉尘或有害气体等有害环境，避免接触垃圾、土壤、废水等含病原菌多的环境；③不吸烟、不饮酒；④预防肺炎：保持环境洁净，做好个人卫生尤其是口腔卫生，按时接种疫苗，不饮酒，治疗胃食管反流病等疾病，控制好心脑血管基础疾病；⑤对肺结核、肺炎、慢阻肺、支气管哮喘做到早诊断、早治疗、规范治疗。

---

222 得了支气管扩张症日常生活中应注意什么？

老年支气管扩张症患者，在日常生活中应该注意：①做好痰液排出是避免反复感染的关键，痰多（＞30 毫升 / 天）或排痰困难的患者，可在医生指导下制订并掌握适合居家操作的排痰方案，包括主动循环呼吸训练、体位引流和叩击技术、振荡仪器，每日 2～4 次，晨起或饭前，每次 10～30 分钟，频率和时间根据自身情况调整；②避免接触垃圾、土壤、废水等含病原菌多的环境；③适度多饮水，保持水分，避免痰液黏稠，吃清淡而营养丰富的饮食，营养不良者可补充口服肠内营养粉等；④预防感染；⑤适度进行运动锻炼和呼吸锻炼；⑥发生咯血时不要紧张，可在坐下后身体前倾，低头咳出血液，如果是单侧肺部支气管扩张可向该侧侧卧，将血液咳出，避免窒息。

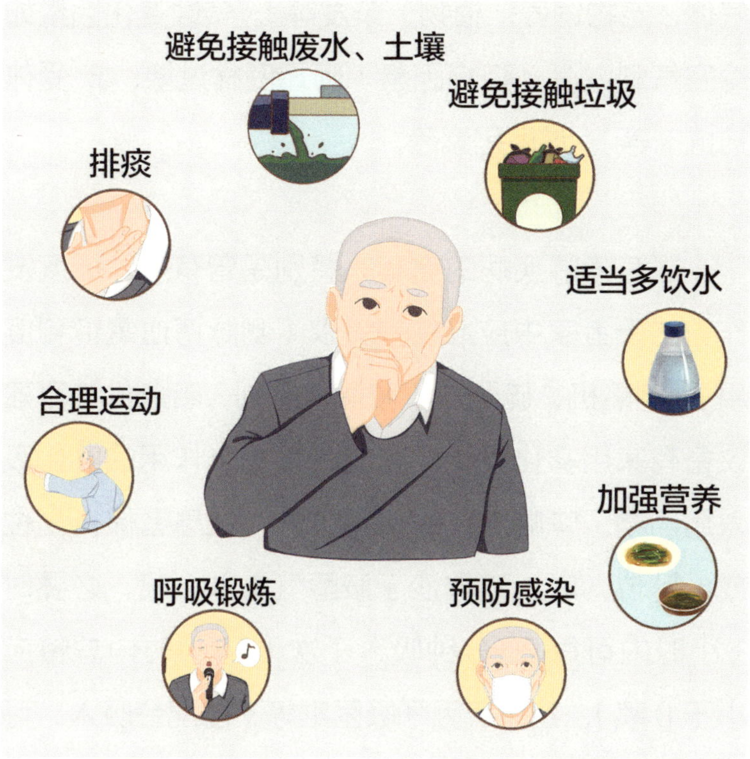

第四节　支气管哮喘

223 哮喘的诱因是什么？

老年期是继青少年期后的第二个哮喘发病高峰期。据分析，老年哮喘发病率在 4%～15%，可由多因素造成，包括有哮喘家族史、吸烟、肥胖、反复上呼吸道感染（俗称感冒）、胃食管反流病导致反复胃液少量吸入气管、生活环境因素（尘螨、装修气体、宠物饲养、植物、染发等）、气候变化因素如冷空气刺激等、药物因素（阿司匹林过敏、β受体拮抗剂等）、过敏因素等。

224 哮喘发作时该怎么做？

患有哮喘疾病的老年人特别是曾有中、重度发作史的患者家中应准备指氧仪（测脉搏血氧饱和度用）、制氧机、硫酸沙丁胺醇气雾剂，若条件许可建议备有家用雾化机和具有支气管扩张作用的雾化吸入用药物。哮喘发作时保持镇静，让患者保持坐位或半卧位，吸入硫酸沙丁胺醇气雾剂2喷，必要时1小时内可每20分钟吸入1次（24小时内总量应小于8喷），若患者因呼吸困难等不能配合吸入，可应用家用雾化机雾化吸入具有支气管扩张作用的药物。有低氧血症（脉搏血氧饱和度< 90%）时应给予鼻导管吸氧，维持血氧饱和度90%~95%。要注意识别哮喘发作严重程度，如果发作时有明显呼吸困难、说话不成句、无法平卧、口唇青紫、烦躁不安、大汗淋漓、意识不清等，或症状进行性加重，应立即拨打急救电话。

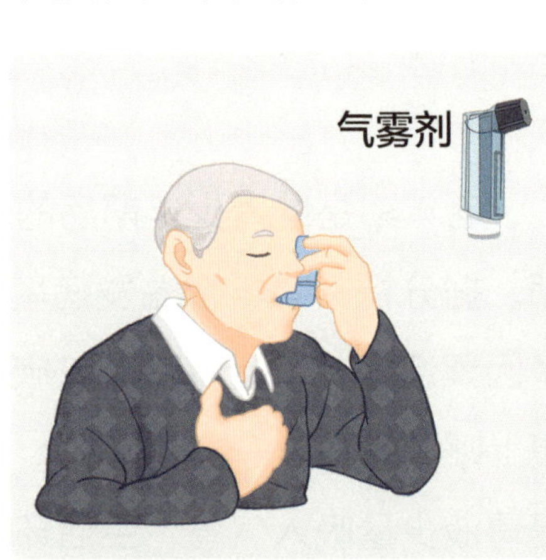

225 哮喘能治愈吗？

哮喘是一种慢性的气道炎症性疾病，目前无法治愈，但通过有效的管理可使哮喘病情得到理想的控制，达到良好的症状控制并维持正常活动水平，最大限度降低急性发作风险。这一目标的实现需要患者和医生共同努力，提高患者对哮喘的认识和对治疗的依从性，加强患者自我监测和管理能力。

---

226 老年哮喘患者能否运动？

老年哮喘患者能否运动，要视情况而定。如果患者处于哮喘急性发作期，不建议运动。如果哮喘控制得比较好（经医生评估），可以适度运动，但运动强度应从小到大、循序渐进，以不引起不适感为原则，时间上选择一天中最不容易发作的时间段，从每日 10 分钟开始；地点上可以从室内开始，逐渐过渡至室外，避免在寒冷、干燥、雾霾、灰尘多、花粉多、潮湿发霉、有刺激性气体等环境中锻炼；形式上建议采用步行、传统中医运动养生等比较和缓的有氧运动形式；运动前请注意随身携带哮喘缓解药物，若运动时出现症状发作应立即停止运动。如果患者的哮喘平时控制好但运动容易诱发哮喘发作也不适宜运动，建议可从呼吸锻炼如缩唇呼吸、腹式呼吸、瑜伽呼吸、呼吸操和唱歌等开始。

227 老年哮喘患者的居家环境要注意哪些问题？

居家环境注意保持适宜的温度和湿度，保持洁净和通风，推荐湿式清扫，避免灰尘飞扬，定期清洁枕头、被褥等床上用品，移除地毯，避免室内变应原如植物、宠物等。

第五节　肺癌

228 老年人出现哪些症状要警惕肺癌？肺癌如何早发现？

肺癌表现多样，可出现咳嗽、咳痰、血痰、胸痛、胸闷、声音嘶哑、颈部淋巴结肿大、面颈部肿胀、手指末端膨大、消瘦、乏力、低热等症状，早期也可没有症状，而且这些症状不是肺癌所特有的，因此总的来说如果老年人出现超过两周的持续呼吸道症状，或原有的慢性呼吸道症状加重，就需警惕是否有肺癌的可能性，应及时就医检查。肺癌的高死亡率与确诊时多数为晚期有很大关联，因此建议45～75岁的肺癌高风险因素（长期吸烟、长期吸入二手烟、长期油烟吸入、有职业粉尘接触史、慢阻肺、一级亲属患肺癌）人群，即使没有症状也应定期进行胸部低剂量CT筛查，以便早发现、早诊断。

229 患肺癌选择手术治疗还是保守治疗？

这个问题需要根据患者的年龄、身体状况、病理类型、肺癌分期等情况与医生协商决定。外科手术切除是Ⅰ～Ⅱ期非小细胞肺癌推荐优选治疗方式，可切除的Ⅲ期非小细胞肺癌和可切除的局限期小细胞肺癌也以外科手术治疗为主。单纯年龄因素并不是手术的“拦路虎”，如果经过医生的全面综合评估确认能手术的老年患者，不必过分抗拒手术。如果诊断时医生判断没有手术治疗指征或手术风险过高，则可选择保守治疗。

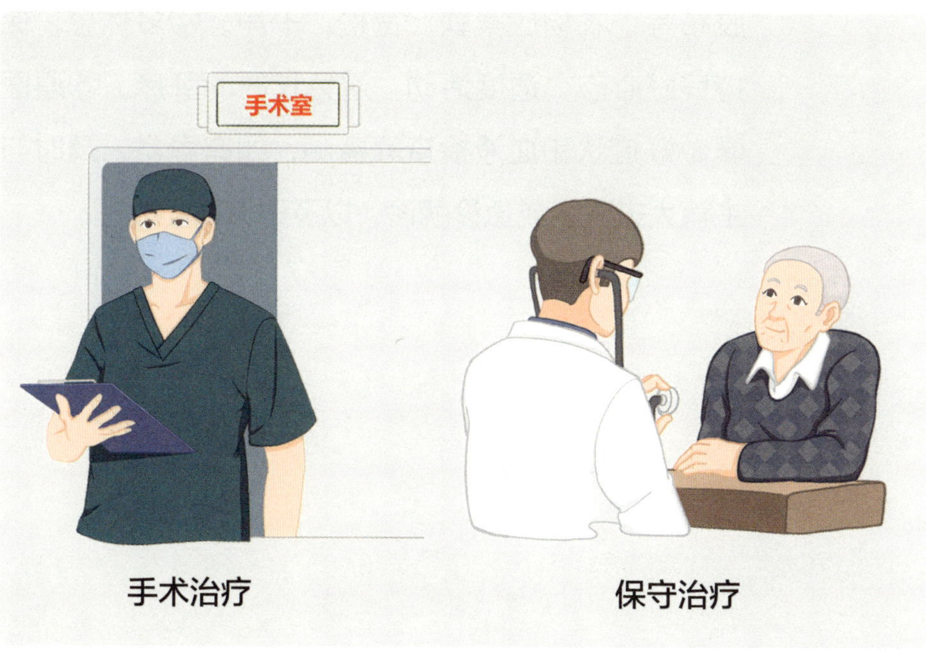

230 老年肺癌患者放化疗期间生活中要注意什么？

老年肺癌患者在放化疗期间，生活中要注意以下几点。①饮食：进食清淡易消化的高蛋白、高维生素、高能量食物以保证营养，避免生冷、干硬、油腻、辛辣刺激性食物。严格做好手卫生、饮食卫生，避免引发腹泻和感染；多饮水，注意保持大便通畅。②预防感染：放化疗会使老年人抵抗力进一步降低，因此放化疗期间预防感染非常关键。③做好照射部位皮肤护理：保持照射部位皮肤清洁、干燥、完整，不要搔抓或用力搓澡，如果洗澡，用温水和温和无刺激浴液，严禁自行外涂药物或贴膏药胶布等，衣物应柔软、宽松、干净。④多休息，保持良好心态，适度活动，避免长时间卧床。⑤遵医嘱做好症状和血液检查等监测，如有异常，及时与主管大夫联系或急诊就诊，以及时诊断和处理。

（王　平）

第十一章 | 老年人常见的骨骼问题

第一节　骨质疏松

231 骨质疏松“偏爱”哪些人群？

骨质疏松是一种与增龄相关的骨骼疾病，“偏爱”老年人，尤其是老年女性。我国人口老龄化加剧，骨质疏松症患病率快速攀升，已成为重要的公共健康问题。2020 年的第七次全国人口普查显示：我国 60 岁以上人口为 2.64 亿 (约占总人口的 18.7%)，65 岁以上人口超过 1.9 亿 (约占总人口的 13.5%)，是全球老年人口最多的国家。全国骨质疏松症流行病学调查显示：50 岁以上人群骨质疏松症患病率为 19.2%，其中女性为 32.1%，男性为 6.9%；65 岁以上人群骨质疏松症患病率为 32%，其中女性为 51.6%，男性为 10.7%。根据以上流行病学资料估算，目前我国骨质疏松症患病人数约为 9000 万，其中女性约 7000 万。骨质疏松容易导致骨折发生。50 岁以上女性椎体骨折患病率约为 15%，50 岁以后椎体骨折的患病率随增龄而渐增，80 岁以上女性椎体骨折患病率可高达 36.6%。骨质疏松性骨折的危害巨大，是老年患者致残和致死的主要原因之一。发生髋部骨折后 1 年之内，20% 患者会死于各种并发症，约 50% 患者致残，生活质量明显下降。

232 哪些药物容易诱发骨质疏松？

诱发骨质疏松的常见药物如下。①糖皮质激素：地塞米松、可的松、泼尼松、氟轻松等，该类药物能增加钙、磷的排泄，减少骨小梁和成骨细胞的数量，引起骨质疏松。②抑制胃酸分泌药质子泵抑制剂：如泰妥拉唑、奥美拉唑、埃索美拉唑等，这类药物可以抑制小肠对钙的吸收，造成代偿性甲状旁腺功能亢进，骨吸收加快，导致骨质疏松。③抗癫痫药：如苯巴比妥、苯妥英钠，可降低甲状腺激素水平，降低肠道对钙的吸收，促进骨质疏松形成；还可通过促进维生素 D 的降解，使维生素 K 与降钙素缺乏，引起骨质疏松。④抗凝药：如华法林、普通肝素可抑制骨形成，引发骨质疏松。⑤甲状旁腺素：短期及间断性用药能够促进蛋白质合成及骨骼、中枢神经系统的生长，长期大量服用则会影响钙磷代谢，导致骨丢失，引起骨质疏松。⑥芳香化酶抑制剂、促性腺激素释放激素类似物、抗病毒药物、噻唑烷二酮类药物和过量甲状腺激素等也可诱发骨质疏松。

233 骨质疏松最常见症状有哪些？

骨质疏松初期通常没有明显的临床表现，因而被称为“寂静的疾病”或“静悄悄的流行病”。但随着病情进展，骨量不断丢失，骨微结构被破坏，可出现腰背疼痛或全身骨痛。疼痛通常在翻身、起坐时及长时间行走后出现，夜间或负重活动时疼痛加重，并可能伴有肌肉痉挛，活动受限。脊柱变形严重者，因椎体压缩性骨折，可出现身高变矮或驼背等。多发性胸椎压缩性骨折可导致胸廓畸形，甚至影响心肺功能。严重时，日常生活中受到轻微外力时即可发生椎体（胸、腰椎）、髋部（股骨近端）等部位骨折。这会导致老年患者自主生活能力下降，以及骨折后缺少与外界接触和交流，给患者造成巨大的心理负担。

---

234 老年人如何预防骨质疏松？

人到中年以后，骨量开始退变流失，骨骼新陈代谢开始减慢，即使补很多钙，但肠道吸收有限，需要多晒太阳，同时饮食中注意对维生素 D 的摄入，因为其对促进钙的吸收有非常重要的作用。还要坚持运动，可以通过慢跑、快走、跳绳等运动，对骨骼施加一定的应力，从而增强骨质密度和质量。如果我们在生活中多加注意，如饮食、生活作息和运动等，就可以延缓骨骼的衰老速度，预防骨质疏松。

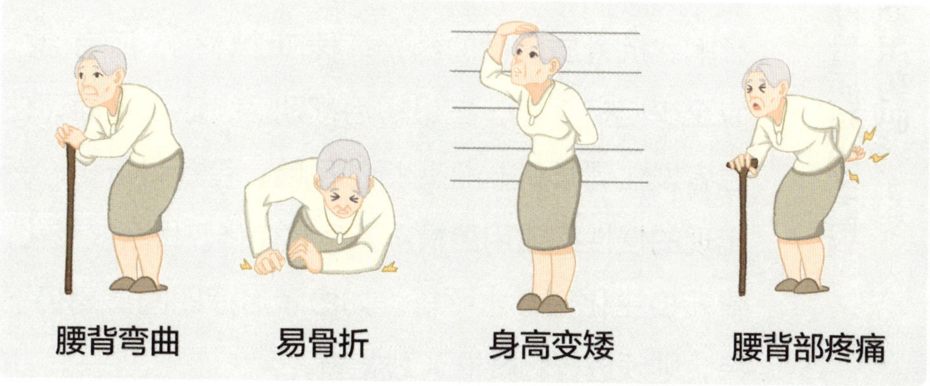

235 骨质疏松防治中的『误区』有哪些？

有许多老年人误认为骨质疏松就是缺钙所致，只要补充钙就可以防治了。其实钙的摄入并非越多越好，长期摄入过量的钙，可能会增加高血钙、尿钙过高、肾结石及异位钙沉着的风险，所以在补钙的过程中应注意一个“度”的问题。正常人每日食物中的含钙量已能够满足人体的需要，不需额外补钙。而骨质疏松症患者和老年人，尤其是绝经期后妇女，在正常饮食外，需补充一定量的钙质。此外，维生素 D 虽然可以促进钙吸收，但过量服用也可能导致高钙血症。还有，老年妇女预防骨质疏松可长服雌激素，这种观点也是错误的，长期使用雌激素可导致患乳腺癌风险增高。所以除了钙剂和维生素 D 外，还要进行专业的抗骨质疏松药物的治疗。

236 治疗骨质疏松需要长期用药吗？

骨质疏松同其他慢性病一样，不仅要进行长期、个体化治疗，也需药物联合或序贯，应评价潜在的不良反应和治疗获益，还应充分考虑药物经济学的影响。抗骨质疏松的药物疗程应个体化，所有治疗应至少坚持 1 年，在最初治疗期后，应该全面评估患者发生骨质疏松性骨折的风险，包括骨折史、新出现的慢性病或用药情况、身高变化、骨密度变化、骨转换生化指标水平等。如患者治疗期间身高仍下降，则须进行胸腰椎 X 线检查。

第二节　肌少症

237 什么是肌少症？肌少症是病吗？

骨骼肌是决定人体运动能力最重要的器官。随着年龄的增长，人体进行性地呈现全身骨骼肌质量减少，同时伴有肌肉力量和功能减退的综合征称为肌少症。肌少症是一种疾病，且已被列入国际疾病分类，代码为 M62.84。该病常见于老年人，尤其是 80 岁以上的老年人。目前全球人口老龄化趋势与日俱增，预计每年 60 岁以上的老年人增加 2.6%，到 21 世纪 50 年代，全球 60 ~ 65 岁的老年人将超过 20 亿。老年人患肌少症后，行走、坐起及举物等日常活动受限，容易造成无力、跌倒、骨折，进而引发心血管系统、呼吸系统疾病，严重者导致失能，甚至死亡。据此，肌少症给家庭和社会带来的问题迫在眉睫，并已成为老年医学、预防医学及运动科学研究的重要课题。

238 肌肉减少、肌肉萎缩会影响骨骼健康吗？

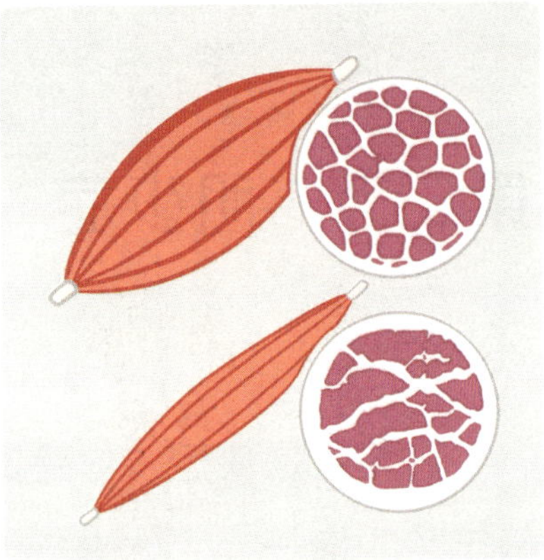

肌肉减少、肌肉萎缩是会影响骨骼健康的。发达的肌肉可以通过直接收缩来刺激骨骼，让骨骼里的细胞代谢活跃，产生新骨，增加骨量和骨密度。当肌肉减少、肌肉萎缩时，肌肉对骨骼的直接刺激作用减弱，就会使骨代谢的平衡向促进骨吸收、骨质流失的状态转变，从而导致骨量减少或骨质疏松。此外，肌肉还可以分泌促进骨骼健康的细胞因子，刺激骨骼生成和增加骨密度，降低骨质疏松的患病率。

239 如何增强肌肉功能来促进骨骼健康？

运动是保持肌量和肌力、促进骨骼健康最有效的干预手段之一，可以改善肌肉张力和身体平衡，防止跌倒及骨质流失。抗阻运动可有效增强肌肉功能，促进肌肉对骨骼的刺激，从而预防骨质疏松，同时在增加肌肉质量和力量方面是非常有效的方法。常规锻炼每周至少 3 次，每次 30 分钟，持续至少 6 个月，运动后 60 分钟补充蛋白质可以更有效地促进肌肉生长。营养缺乏在老年人中非常普遍，因此运动需与营养补充（维生素 D、钙、蛋白质）相结合。

营养是提供骨基质和矿物质及肌肉增生所必需的物质，建议老年人在日常生活中保持平衡膳食和充足营养。当然也有一些药物可用来增强肌肉，促进骨健康，需在医生指导下服用。

第三节　类风湿关节炎

240 风湿性关节炎和类风湿关节炎有什么区别？

①二者病因不同。风湿性关节炎一般是指风湿热所引起的关节症状，是由 A 组乙型溶血性链球菌感染后引起的关节临床症状。类风湿关节炎是一种与自身免疫相关的炎症性疾病。②病变部位不同。风湿性关节炎影响的多是大关节，如膝、踝等，一般不会导致关节畸形。类风湿关节炎可发生于全身任何关节，尤其是手足小关节，会造成关节畸形甚至功能丧失。③诊断方法不同。风湿性关节炎是依据链球菌感染指标，而类风湿关节炎通过受累关节数量、类风湿因子、抗 -CCP 抗体、红细胞沉降率及 C 反应蛋白、发病持续时间几个方面综合评分。④治疗方式不同。风湿性关节炎主要是针对风湿热的链球菌进行抗感染治疗。类风湿关节炎主要用药物缓解症状、控制病情、降低致残风险。

241 晨僵、关节变形、疼痛难忍是类风湿关节炎吗？

类风湿关节炎常见症状有晨僵、关节变形、疼痛难忍，但反过来，有这些症状的却不一定是类风湿关节炎。目前类风湿关节炎诊断标准是：晨僵≥30分钟，大于3个关节区的关节炎，手关节炎，类风湿因子阳性，抗-CCP抗体阳性。其中关节区一共有14个，分别是双侧肘、腕、掌指、近端指间、膝、踝和跖趾关节。≥3条可诊断类风湿关节炎。该诊断方法的敏感性为84.4%，特异性为90.6%。此外，关节功能受限程度及急性炎症指标（如红细胞沉降率、C反应蛋白和血小板）等也对诊断类风湿关节炎有帮助。

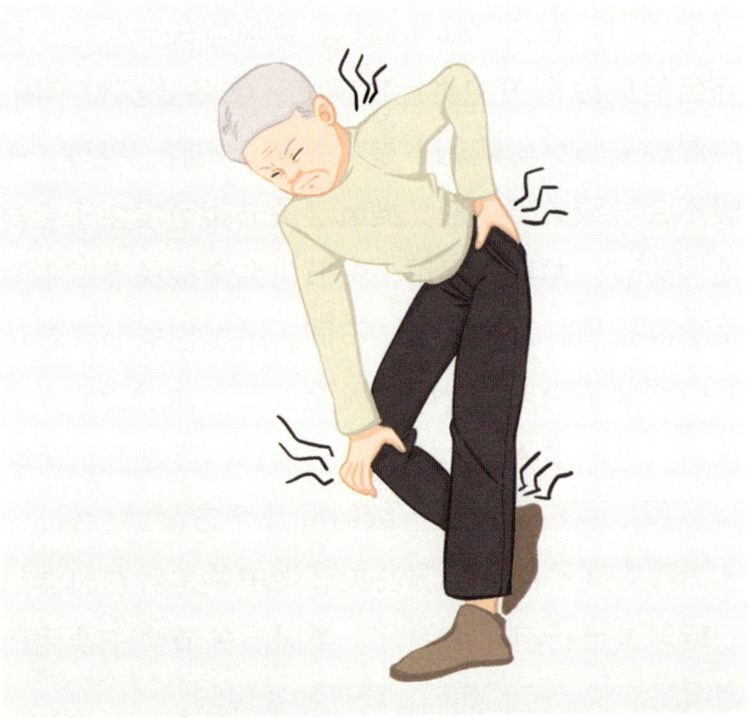

242 患类风湿关节炎后易发骨质疏松吗？

类风湿关节炎患者容易发生骨质疏松。骨质疏松是类风湿关节炎患者常见的临床合并症，当患者合并骨质疏松时，易导致类风湿关节炎患者预后不佳，增高病死率和致残率。在类风湿关节炎的治疗中，糖皮质激素是很多患者都在使用的药物，早期类风湿关节炎患者短期应用小剂量的糖皮质激素，对骨代谢影响不大，且有研究显示其能抵消炎症对骨质的破坏效应，减少骨重塑。但是长期使用糖皮质激素药物及免疫抑制剂药物治疗类风湿关节炎，则会影响骨代谢，增加骨流失，降低骨密度，导致骨质疏松或骨质疏松性骨折的风险增加。此外，使用非甾体抗炎药的胃肠道不良反应也会影响患者对钙等元素的摄取和吸收，影响骨代谢，增加骨质疏松的风险。

243 如何预防类风湿关节炎？

预防类风湿关节炎，一方面，要避免居住在阴冷潮湿的环境，避免关节受凉，如果有类风湿关节炎家族史要及早到医院进行遗传学方面的咨询。另一方面，要注意保暖、防寒，始终保持关节温润。目前认为类风湿关节炎的发病原因与遗传、环境、感染等因素密切相关，在环境方面、避免感染方面进行一些针对性的措施，可有效预防类风湿关节炎。

第四节　骨关节炎

244 发生骨关节炎与哪些因素有关？与季节和气候有关系吗？

骨关节炎的发生，与人体骨骼衰老密切相关。除了与增龄密切相关外，骨关节炎作为一种退行性病变，还与肥胖、劳损、创伤、关节先天性异常、关节畸形等诸多因素有关。这些因素可以单独或共同作用，导致关节软骨退化损伤、关节边缘和软骨下骨反应性增生。因此，骨关节炎又称作骨关节病、退行性关节炎、老年性关节炎、肥大性关节炎等。临床表现为缓慢发展的关节疼痛、压痛、僵硬、关节肿胀、活动受限和关节畸形等。有研究显示，骨关节炎和季节、气候有关，在我国西南地区和西北地区发病率较高，华北地区和东部沿海地区相对较低；冬季发病率高于其他季节。

245 哪些人是骨关节炎的高危人群？

骨关节炎好发于中老年人群，发病率高。国内外研究显示，女性、肥胖、高龄、关节外伤史、居住环境潮湿阴暗、从事重体力劳动、长期站立工作及骨关节炎家族史等均为骨关节炎的高危人群。

246 哪些部位好发骨性关节炎？

在所有骨关节炎里，膝关节炎的发病率最高，其次是髋关节、肩关节、肘关节、腕关节、手关节和脊椎关节等。

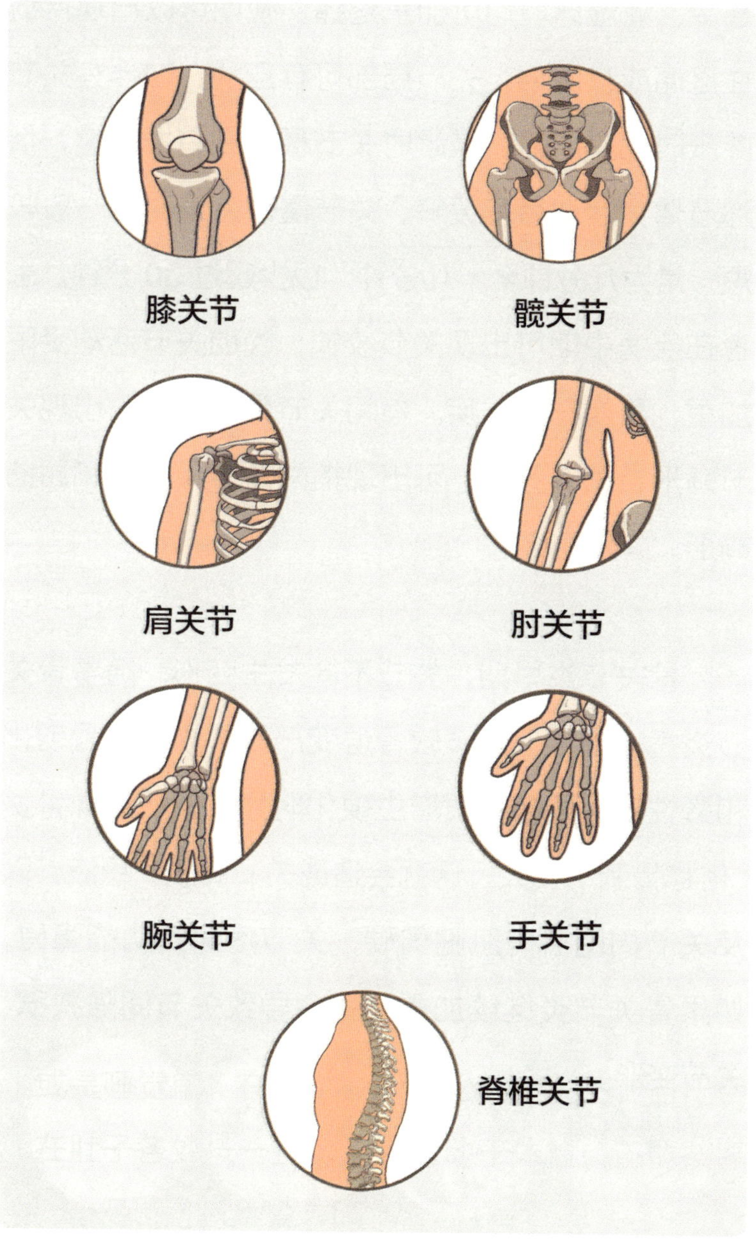

247 不同部位的骨关节炎主要表现有哪些？

髋、膝骨关节炎最常见，表现为关节疼痛、压痛和关节活动受限，初期为轻度或中度间断性隐痛，休息后好转，活动后加重；疼痛常与天气变化有关，寒冷、潮湿环境均可加重疼痛。晚期可以出现持续性疼痛或夜间痛。关节局部可有压痛，在伴有关节肿胀时尤其明显。晨起时关节僵硬，有发紧感，俗称晨僵，活动后可缓解。关节僵硬持续时间一般较短，常为几分钟至十几分钟，极少超过 30 分钟。患者在疾病中期可出现关节绞锁，晚期关节活动受限加重，最终导致残疾。指间关节骨关节炎常出现关节畸形、关节肿大，可出现指间关节骨肥大和屈曲畸形。

248 发生骨关节炎后关节会变形吗？

骨关节炎早期，关节不会发生变形。随着骨关节炎病情进展，关节软骨退变严重，软骨下骨硬化和囊性变、局部骨质增生硬化明显，关节边缘骨赘（俗称骨刺）变大，这就会造成关节肿胀、积液，以及关节周围肌肉肌腱僵硬，关节疼痛和功能障碍。如果骨关节炎继续加重，就会导致关节间隙狭窄、关节变形。

249 如何判断骨关节炎的严重程度？

对于骨关节炎的严重程度，有多种判断方法，包括根据临床特点进行分期、根据 X 线改变分级及关节软骨损伤分级。大家比较容易理解的是根据临床特点进行分期。疾病初期，出现关节疼痛、骨关节持续钝痛，多发生在活动以后。随着病情进展，接着会出现骨关节的僵硬、活动度变小，老年人比较常见。进一步加重后，关节活动可因疼痛而受限，甚至休息时也可发生疼痛，睡眠时患者可能因剧烈的疼痛而苏醒。手指骨关节炎甚至可以出现远端指间关节屈曲及偏斜畸形，急性发作时可有急性红肿疼痛表现。

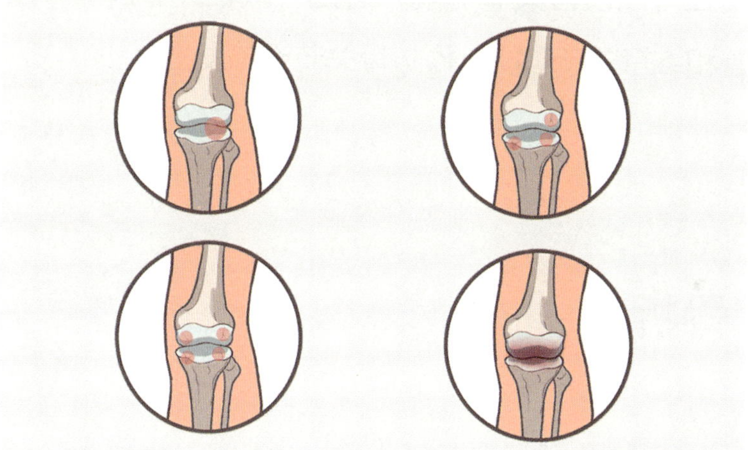

250 换了人工关节能不能参加体育运动？

换了人工关节可以参加体育运动。在医生的指导下选择正确的运动方式，制订个体化的运动方案，从而达到减轻疼痛、改善和维持关节功能、保持关节活动度、增加人工关节假体使用寿命、延缓疾病进程的目的。

251 如何预防骨关节炎发生？

骨关节炎的预防主要从病因着手。骨关节炎分为原发性和继发性。原发性骨关节炎多发生于中老年人群，无明确的全身或局部诱因，与遗传和体质因素有一定的关系。继发性骨关节炎可发生于青壮年，继发于创伤、炎症、关节不稳定、积累性劳损或先天性疾病等不利因素。预防骨关节炎，应尽可能避免诱发骨关节炎的不利因素，同时改变不良的生活及工作习惯，避免长时间跑、跳、蹲，减少或避免爬楼梯、爬山等。对于体重过大者，减轻体重不但可以改善关节功能，而且可减轻关节疼痛，改善和维持关节功能，预防骨关节炎的发生。

第五节　骨折

252 老年人为什么易发生骨折？

老年人易发骨折，主要原因是骨质疏松。老年人单位体积内骨量减少，骨皮质变薄，松质骨中骨小梁变稀疏，空隙增大，骨脆性增加，稍不注意扭了腰、碰一下或是走路摔了跤，受到很轻微的外伤后甚至在无明显外力的情况下，都容易发生骨折。此外老年人还常常合并高血压、冠心病、心肌梗死、脑血管病、肌少症等，这些疾病与骨质疏松一起，会导致老年人机体平衡的能力变弱，老年人的反应性与灵活性降低，容易发生跌倒等外伤，从而容易发生骨折。

---

253 跌倒时什么部位最容易骨折？家人在现场应如何处理？

跌倒时，骨折可发生在任何部位，常见腕部骨折、脊椎压缩性骨折、股骨颈骨折。骨折可单独发生，也可几个部位同时发生。老年人跌倒后，家人首先要判断老年人的生命体征和意识状态，以及是否发生骨折；同时家人应该马上拨打医院急救电话进行咨询，严重的要请专业医务工作者来转运救治。

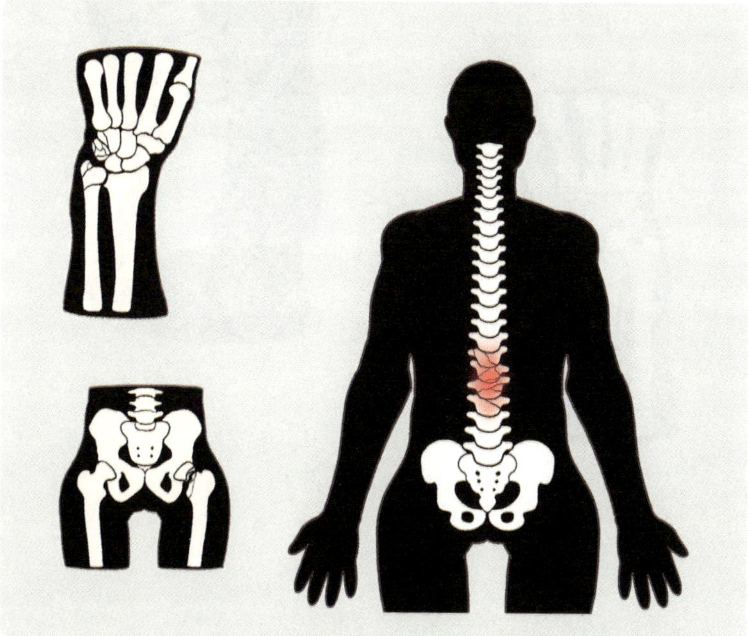

254 骨质疏松性骨折易发生于哪些部位？

骨质疏松性骨折容易发生于脊柱、髋部和桡骨远端。脊柱骨折的最常见部位是胸腰段，也就是下胸椎和上腰椎。髋部骨折主要常见部位是股骨颈骨折和转子间骨折。

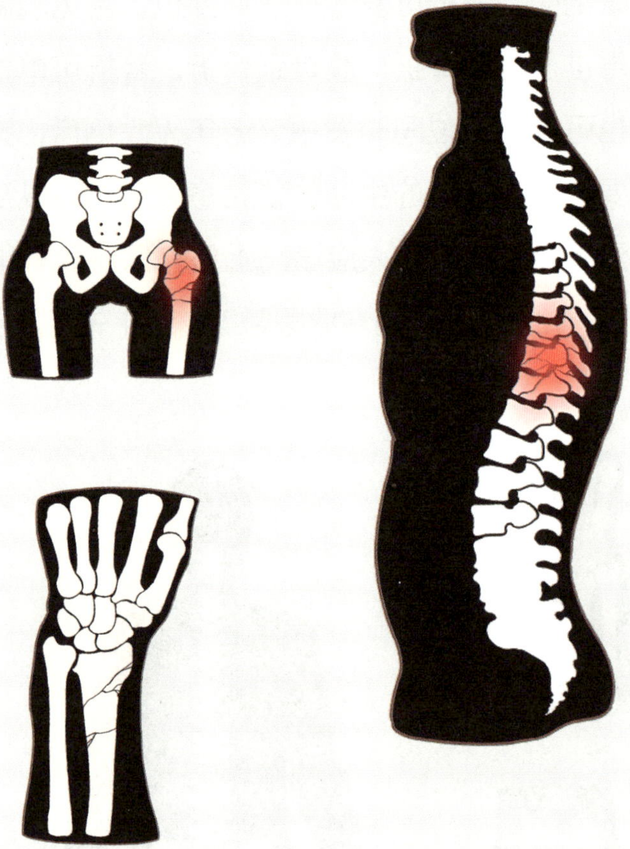

第六节　颈椎病与肩周炎

255 颈椎病有哪些致病因素？

颈椎病有多种致病因素，有先天因素如先天颈椎椎管发育狭窄等，也有后天因素。其中后天因素的颈椎退行性改变是颈椎病的主要诱因。研究显示，长期伏案或低头工作，尤其是低头工作者的颈椎病发病率较高，包括家务劳动者、刺绣女工、办公室人员、打字抄写者、仪表流水线上的装配工等。这些因素会导致颈椎椎旁肌肉、韧带及关节的平衡失调，颈椎椎间盘退变，继而发生颈椎病。

256 颈椎病有何假象？

颈椎病常见假象有：①高血压，颈椎病可致血压升高或降低，称颈性高血压。患者不一定伴有颈部疼痛、上肢麻木等典型表现。②视力障碍，颈椎病可表现为视力下降、间歇性视物模糊、单眼或双眼胀痛、怕光、流泪、视野缩小等。这种视力障碍与颈椎病造成的自主神经功能障碍有关。③吞咽困难，有的人初期感觉咽部发痒，有异物感，后又觉吞咽困难，间断发作，时轻时重。患者有时被怀疑为食管癌，但胃镜检查正常。后经 CT 扫描可显示为颈椎病。④乳房疼痛，系增生压迫第 6、7 颈椎的神经根所致。开始感觉一侧乳房或胸大肌疼痛，间断隐痛或阵发性刺痛，向一侧转动头部时最为明显，有时疼痛难以忍受。这种疼痛有时会被误诊为心绞痛或胸膜炎。

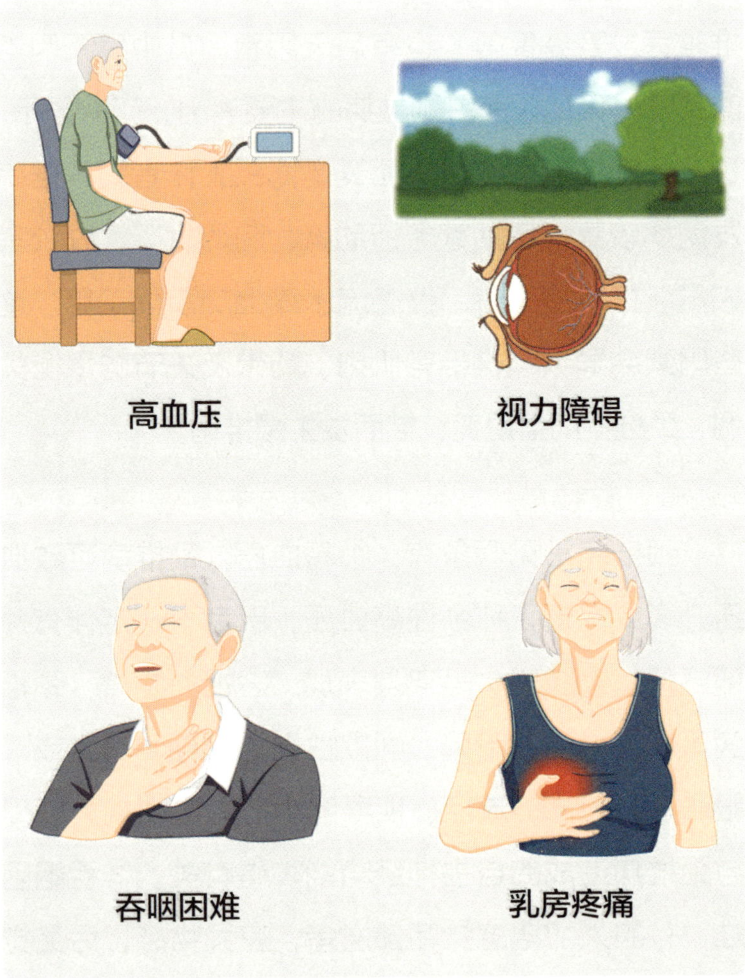

257 肩周炎患者如何自我治疗？

肩周炎患者的自我治疗，一般需结合自身具体情况对症处理，才能确保达到理想的效果。肩周炎有自愈性，但处理不及时可导致迁延不愈，造成功能受损。肩周炎一般分为 3 期：早期、冻结期、恢复期。在发病期间，首先，应重视保暖防寒，受凉常是肩周炎的诱发因素，尤其是中老年人，勿使肩部受凉，注意局部保暖；若天气冷或座位向着冷气机风口，便要多穿衣服。其次，加强营养，营养不良可导致体质虚弱，而体质虚弱又常导致肩周炎。如果营养补充得比较充分，肩周炎康复也会加速。最后，改变不良用肩关节的习惯，如用电脑者每 15 分钟要转换姿势，每 45 分钟要小休，让关节得到适当休息。做家务时，不要集中或重复使用同一只手，应轮流交替，患侧上肢不宜过量提举重物。

258 肩周炎患者如何运动锻炼？

运动锻炼前先进行肩关节周围肌肉的热身，可洗热水澡后再开始，或用热毛巾捂热患肩，持续 10～15 分钟。①爬墙运动：取站立位，面向平整的墙壁，与之保持 1/3 手臂的距离，双手 / 单手沿墙壁缓慢向上爬动，使上肢尽量高举，然后再缓缓向下回到原处，每日反复 10～20 次。②徒手侧平举：取站立 / 坐位，双臂伸直反复前平举、侧平举、上举，每次 10～15 下，每日 1 次。③肩部前后画圈：

取站立位，患臂自然下垂，肘部伸直患臂向前向上向后画圈幅度由小到大，反复进行，每次 10～15 下，每日 1 次。④肩胛骨前伸后缩：取站位，双臂平举前伸掌心相对，保持不动，肩胛骨前伸后缩，体会两侧肩胛骨靠拢的感觉，每次 15～20 下，每日 1 次。

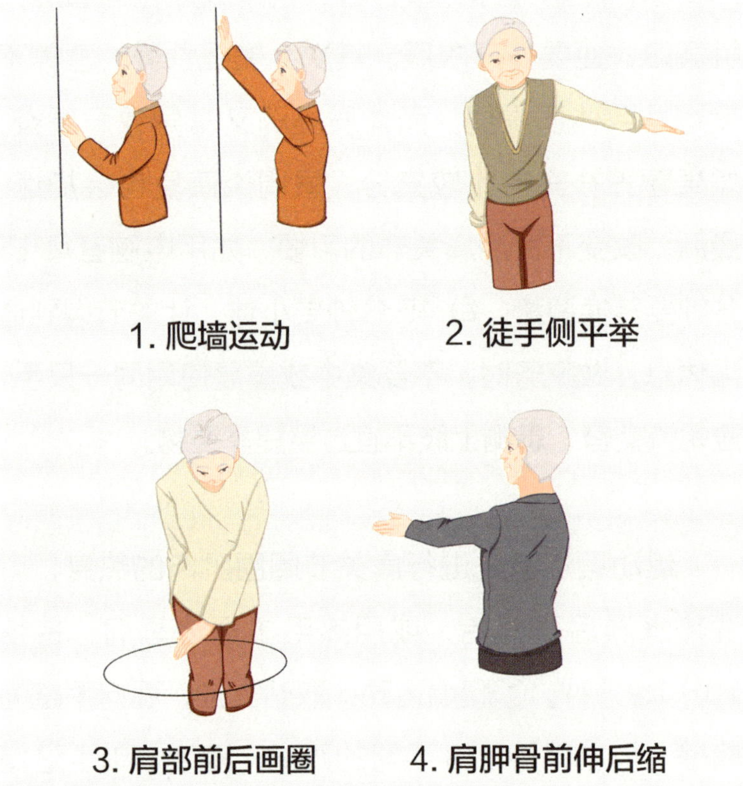

1. 爬墙运动　2. 徒手侧平举

3. 肩部前后画圈　4. 肩胛骨前伸后缩

（范东伟）

第十二章 | 老年人常见的代谢问题

第一节　糖尿病 / 低血糖

259 什么是血糖指数？

血糖指数（GI）是指含 50 克碳水化合物的食物引起血糖上升所产生的血糖时间曲线下面积，和标准物质（一般为葡萄糖）所产生的血糖时间下面积之比值再乘以 100。GI 反映了某种食物与葡萄糖相比升高血糖的速度和能力，对糖尿病患者的饮食参考具有指导性的作用。GI 的概念于 1981

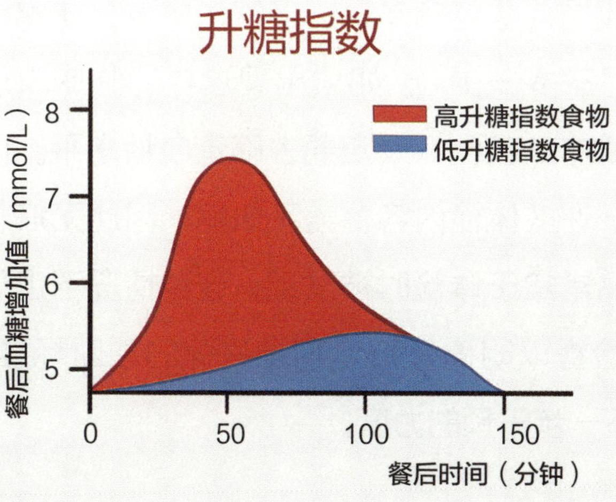

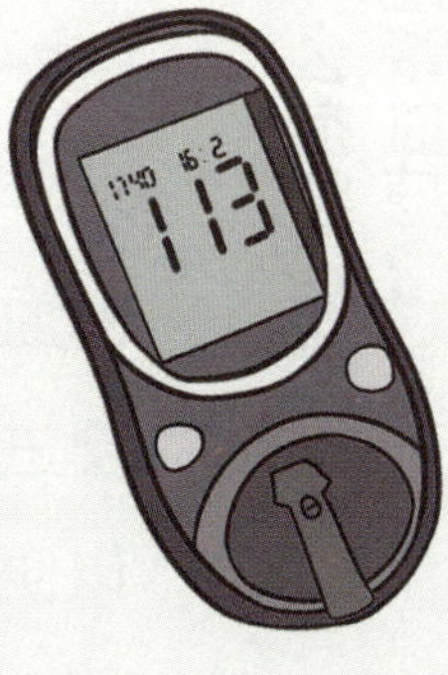

年由加拿大医生 David J.A. Jenkins 提出，经过十余年争论后逐渐被全球营养学界接受。1986 年，中国医学科学院北京协和医院杜寿玢教授率先测量了我国多种食物的 GI 值并大力推广了这一概念。

---

260 什么是高血糖指数食物？什么是低血糖指数食物？

GI ≥ 70 为高 GI 食物，GI ≤ 55 为低 GI 食物。GI 在 55~70 的为中 GI 食物。如大麦粒 GI 为 25，为低 GI 食物；而白小麦面包 GI 可高达 105.8，为高 GI 食物。

---

261 出现什么症状提示您要去检查血糖？

一般来说，高血糖是可以引起一部分症状的。但是，如果没有症状，并不意味着血糖一定正常。糖尿病的典型症状包括多尿、多饮、多食、体重下降，俗称“三多一少”；如果出现这样的临床表现（或一部分临床表现），一定要去筛查血糖水平。但近年来由于许多体检内容覆盖了血糖，因此无症状的血糖升高常常于体检时被发现，这种情况下也需要进一步检查以明确是否达到糖尿病的诊断标准，以便决定下一步干预的力度。

262 得了糖尿病不治疗有什么危险？

如果是 1 型糖尿病，不治疗极易引起急性并发症，一般是酮症酸中毒，必须尽快去急诊处理，否则有生命危险。如果是 2 型糖尿病，一般并不容易出现急性并发症，但长期高血糖将导致各种微血管并发症和大血管并发症的发生，最终导致生活质量严重下降，甚至出现生命危险。

263 得了糖尿病需要一直服用降糖药吗？

如果诊断是 1 型糖尿病，通常来说需要胰岛素治疗（仅“蜜月期”部分患者可以不须注射胰岛素）；如果诊断是 2 型糖尿病，尽管有时患者靠生活方式干预即可控制血糖，但多数情况下选择包含二甲双胍在内的生活方式干预联合口服降糖药治疗的方案，可以更为有效地控制血糖，防止慢性并发症的发生。

264 怎么做血糖自我监测？

多数情况下，起床后空腹、三餐后 2 小时和睡前均是常用的血糖监测时间点；有特殊情况时也应监测血糖。如果血糖控制不佳、正在调整治疗方案时，监测就应频繁一些；如果血糖控制满意，监测频率则可以降低。

265 糖尿病患者为什么要控制饮食？

诊断糖尿病即意味着胰岛素的缺乏，1 型糖尿病是胰岛素绝对缺乏，而 2 型糖尿病则是胰岛素敏感性下降和胰岛素相对缺乏共同存在。在机体胰岛素分泌能力已经大为下降的情况下，饮食的随意性将使血糖难以控制，波动极大，即使在使用降糖药物的情况下也仍然很难使血糖长期控制在合理水平。还有一些情况下，虽然调整药物使用可以在未能控制饮食时，仍使血糖控制在可接受范围内，但体重不断增加最终使血糖控制的难度越来越大。因此，在目前的治疗水平下，饮食控制是糖尿病治疗的基石。

266 体形偏瘦的糖尿病患者也需要控制饮食吗？

体形偏瘦的糖尿病患者同样需要控制饮食。一方面，控制饮食是糖尿病治疗的基石；另一方面，部分体形偏瘦的糖尿病患者本身就是因为血糖控制不佳导致体重下降而变瘦的，这种情况下就更应该注意控制饮食。但控制饮食并不意味着食量越小越好，只有科学而合理地控制饮食才有利于长期身体健康。

267 糖尿病患者是否要戒烟戒酒？

糖尿病患者应戒烟限酒。吸烟对血管的损害已被大量临床研究证实，而糖尿病本身因高血糖对血管的损害就已经非常明确，如果叠加烟草对血管的损害，只会对患者的血管损伤“雪上加霜”，进一步缩短血管的寿命而加速糖尿病慢性并发症的发生。对于饮酒与糖尿病大血管并发症的研究尚无高质量证据。

---

268 运动对糖尿病患者有什么好处？运动时要注意什么？

对于 2 型糖尿病患者来说，运动能够提高胰岛素敏感性，通俗地说，就是可以提高胰岛素的“效率”，这样对于控制血糖的意义就非常大了。对于越来越多的肥胖或超重的 1 型糖尿病患者来说，运动也同样可以提高胰岛素敏感性。而对于体重正常或偏轻的糖尿病患者来说，运动带来更多的也许是对心血管的保护。运动时要注意运动时长、运动强度、运动种类是否合适，避免诱发低血糖发生。

---

269 低血糖有哪些反应？

低血糖的典型反应是心悸、出汗、手抖，进食含糖食品后即可缓解。从理论上说，低血糖可能引起的身体反应包括交感神经兴奋作用和中枢神经系统抑制作用。交感神经兴奋作用如心悸、出汗、手抖十分常见，但在病程较长的糖尿病患者和部分老年糖尿病患者，因为糖尿病神经病变使交感神经反应性下降，导致症状可能不够典型甚至难以辨别。中枢神经系统的抑制作用可体现为神志异常，理论上在长期低血糖的状况下易于发生，在糖尿病患者较为少见。

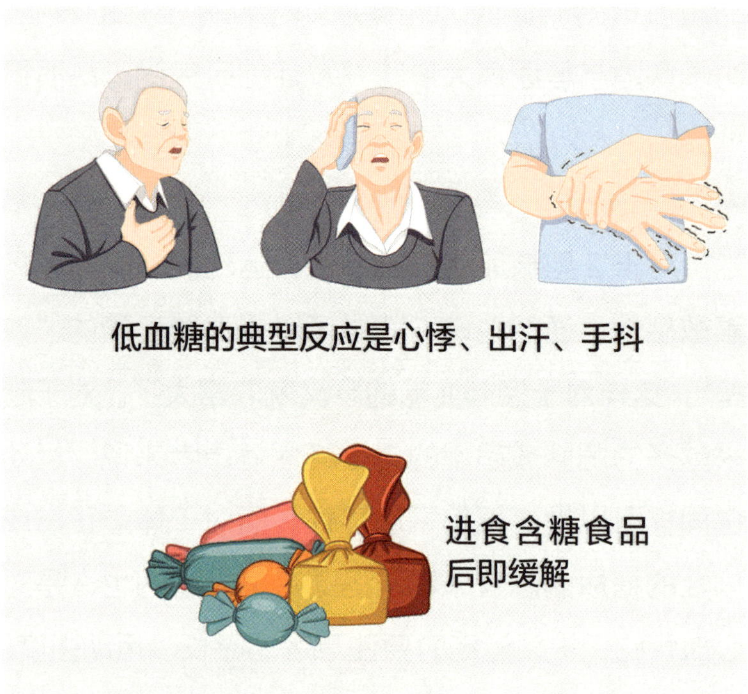

270 为什么低血糖比高血糖更危及生命？

对于糖尿病患者来说，长期高血糖会导致糖尿病慢性并发症，但低血糖属于应激状况，在交感神经兴奋时，会导致血管收缩甚至痉挛的情况，因而时常诱发心血管事件和脑血管事件，一般均属急症，有时甚至有生命危险，需要及时抢救。

271 哪些因素可导致糖尿病患者低血糖发生？

未能及时进餐、过长的运动时间或过高的运动强度、不恰当使用降糖药物等均可导致低血糖发生。一般来说，如果仅采用生活方式干预或生活方式干预联合非胰岛素促泌剂（包括二甲双胍、糖苷酶抑制剂类、噻唑烷二酮类、二肽基肽酶Ⅳ抑制剂、钠－葡萄糖协同转运蛋白 2 抑制剂）时，出现低血糖的概率是极低的。但是，如果使用胰岛素促泌剂（磺脲类及非磺脲类胰岛素促泌剂）或胰岛素治疗时，出现低血糖的可能性就会增加。此时需非常注意治疗方案的合理性、生活方式调整与治疗方案搭配的合理性及随身携带糖块的必要性。

第二节　痛风 / 高尿酸血症

272 为什么中老年人容易痛风？绝经后的女性要小心痛风吗？

痛风多发于中老年人，主要是由于年龄的增长、生活方式和饮食的变化，导致体内尿酸过高或出现代谢异常。而当体内的尿酸堆积过多无法顺利排出时，就会以结晶的方式慢慢沉积在关节等周围软骨组织中，对关节造成压迫而产生肿胀和疼痛的症状。

女性经期可以分泌雌激素，能够帮助尿酸排出，还能抑制关节炎发作，所以女性在绝经前很少患上痛风。而女性绝经后体内的雌激素水平显著降低，尿酸的排泄能力下降，所以绝经后女性，尤其老年女性要格外注意预防痛风。

273 为什么不吃海鲜、不喝啤酒也会痛风？

痛风主要是尿酸盐沉积，与嘌呤代谢紊乱和/或尿酸排泄减少所致的高尿酸血症相关。海鲜、啤酒富含嘌呤，容易引起高尿酸血症，其他很多食物如动物内脏、蘑菇等也都可以引起尿酸增高。此外，除了进食海鲜、啤酒可作为痛风的诱发因素，创伤、手术、饥饿、高脂饮食及其他饮食触发因素、脱水和使用可影响血清尿酸盐浓度的药物（如噻嗪类利尿药、袢利尿剂）也是痛风的诱发因素。因此，不吃海鲜、不喝啤酒也能引起痛风。

274 痛风长期发展会怎样？

高尿酸血症和痛风是多系统受累的全身性疾病。痛风患者最常见的表现为痛风性关节炎，但长期高尿酸血症可引起和/或加重其他多器官损伤，并发尿酸性肾病（急性尿酸性肾病、慢性间质性肾炎、肾结石）、糖尿病、高脂血症、高血压、冠心病、心功能不全及卒中等。

275 痛风患者如何吃？

提倡均衡饮食，限制每日总热量摄入，以低嘌呤饮食为主，严格限制动物内脏、海产品和肉类等高嘌呤食物的摄入。鼓励健康饮食包括多吃蔬菜水果、全谷物和低脂乳制品及适量饮水。可适当摄入豆制品。

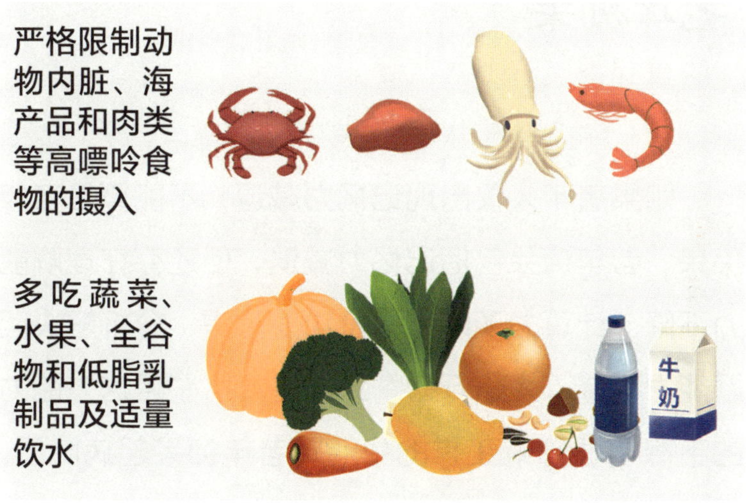

276 痛风患者怎么动？

对于肥胖或超重的患者，建议进行减重治疗。鼓励痛风患者坚持适量运动，建议每周至少进行150分钟（30分钟 ×5天）中等强度的有氧运动（如太极拳、慢跑、广播操等）。运动先从轻活动量开始，逐渐增加活动量。应当避免剧烈或长时间运动诱发痛风发作。应在痛风缓解期进行运动，避免痛风急性发作期运动。

（李乃适　于　淼）

第十三章 | 老年人常见的神经系统问题

第一节 老年痴呆

277 记忆力减退就是老年痴呆吗？老年痴呆的早期信号有哪些？

如果老年人仅出现记忆力减退，不能算是老年痴呆。老年痴呆包括记忆力减退，但还存在理解能力下降、计算力下降、语言功能障碍、分析解决问题能力下降、人格行为举止改变等，并且这些能力的下降明显影响正常的生活。老年痴呆起病隐匿，不容易被发现，如果发现家中老年人刚刚发生的事情很快忘记、迷路、算数错误、多疑、处理问题的能力下降，需要考虑是否患有老年痴呆。

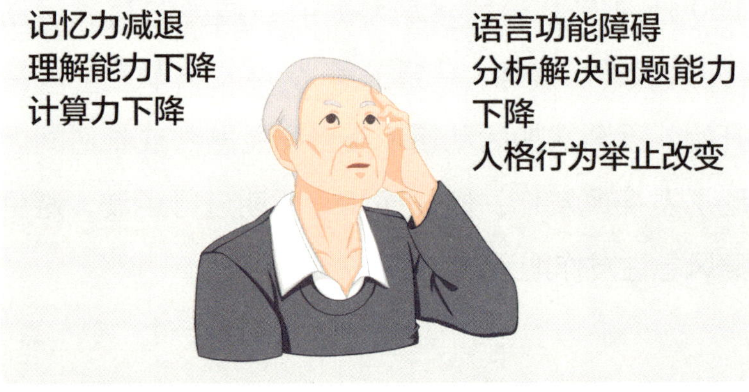

278 哪些人容易得老年痴呆？

一般来说，如果家中父母或亲属有老年痴呆，那本人也更容易患上老年痴呆。有基础疾病的老年人也容易患老年痴呆，比如曾经有脑外伤，或者有高血压、糖尿病、抑郁等疾病的患者。还有一些生活习惯不好的老年人，比如吸烟、饮酒，或喜欢吃油腻食物。

---

279 老年痴呆可以自测吗？

老年痴呆最常用的筛查量表是简易智力状态检查量表，其中包括关于时间问题：今年是哪一年，现在是什么季节，今天是几月几号星期几；关于地点的问题：你住在什么省、市、区，什么街道，我们在什么地方、几层楼等；关于记忆力的问题，比如一些算数题目等。这个量表比较简单，可以自己测试一下是否有老年痴呆可能。

---

280 老年痴呆可以进行康复治疗吗？

老年痴呆可以康复治疗，比如可以让患者辨别颜色，说一说物品的名称，进行穿衣、洗漱、如厕训练，可以多鼓励患者下象棋、练字等，也可以多进行体操、打太极拳等训练。

281 老年痴呆能预防吗？

目前尚无明确的药物可以预防老年痴呆，但可以通过生活方式的干预来预防老年痴呆。饮食上低盐低脂，多吃蔬菜、水果。生活上尽量戒烟，减少酒精摄入，规律运动，养成规律的作息习惯。多参加社交活动，加强老年人记忆训练。避免头部外伤。

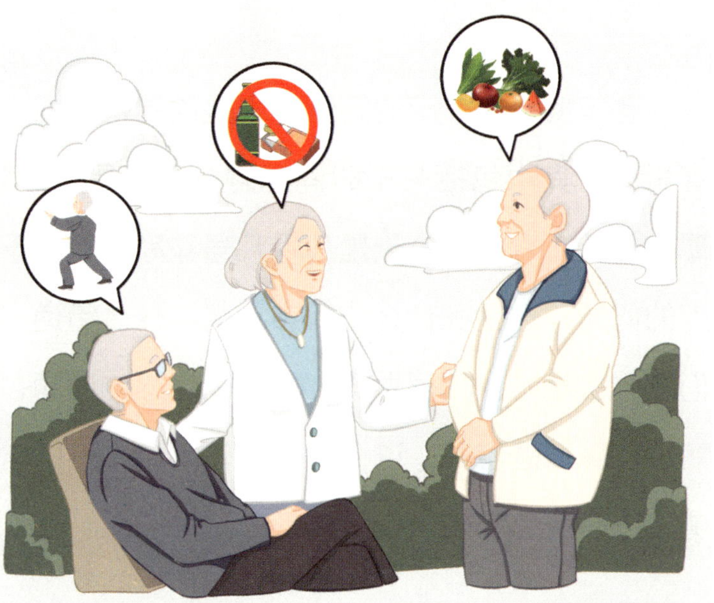

282 生活中怎样能延缓老年痴呆的发展？

首先，如果医生建议您服药，则需要按医嘱服用改善认知功能的药物，比如多奈哌齐。其次要养成良好的生活习惯，包括多吃蔬菜、水果，戒烟限酒，规律运动，增加社交活动等。

283 家人如何护理老年痴呆患者？

轻度老年痴呆的患者，家属应该鼓励患者进行锻炼，参加娱乐或社交活动。中度老年痴呆的患者，家属尽可能地提供舒适的环境，并保证患者的安全，比如管理好刀叉，关掉煤气、电等，避免独自出门，防止走失。重度老年痴呆的患者，家属需要保证患者营养摄入，定期翻身预防压疮，帮其活动肢体，防止关节畸形及肌肉萎缩等。

（刘慧菁）

第二节　帕金森病

284 出现哪些症状要怀疑患了帕金森病？运动症状、非运动症状有哪些？

如果出现了动作变慢、手脚抖动、身体发僵、走路小碎步、向前冲，起身后迈不开步，或在走路过程中突然像粘在地上一样抬不起脚，需要怀疑患了帕金森病。以上是帕金森病的运动症状，包括运动迟缓、震颤、肌强直和姿势步态障碍。此外，帕金森病还可以有不同的非运动症状，包括嗅觉下降、便秘、排尿困难、睡眠不好、焦虑抑郁、睡眠中喊叫、拳打脚踢，甚至坠床、记忆力下降、痴呆、站立后头晕等。

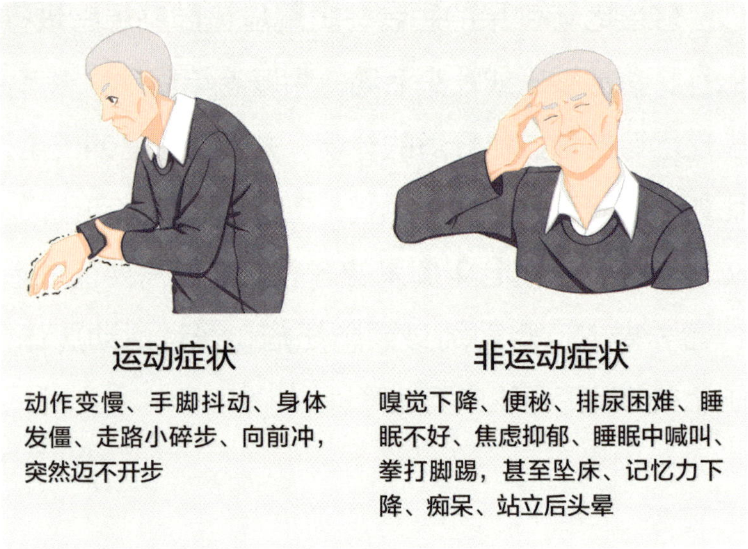

285 老年性震颤是帕金森病吗？

老年性震颤不是帕金森病。通常我们说的老年性震颤称为原发性震颤或特发性震颤，各年龄段均可发病，多见于 40 岁以上的人群。通常缓慢出现双侧的症状，随年龄增长而加重，主要表现为双上肢做动作时抖动（动作性震颤），在书写、端茶倒水或进食时震颤明显，情绪紧张或激动时可以加重，部分患者饮酒后症状减轻；还可伴有下肢、头部、口面部或声音震颤。30%～70% 的老年性震颤患者有家族史。而帕金森病的典型症状是静止性震颤，多在安静状态下出现抖动，往往是单侧起病，与老年性震颤不同。此外，帕金森病还有动作迟缓、肌强直及姿势步态障碍的症状，单凭手抖不能诊断帕金森病。部分老年性震颤的患者未来可能发展为帕金森病或非典型帕金森综合征，如果抖动症状逐渐加重而影响日常生活，或有新的症状出现，建议及时到神经内科门诊就诊。

286 帕金森病能进行康复治疗吗？

帕金森病的康复以运动疗法为主，根据患者具体情况制订个性化的康复训练方案，轻症患者进行肌力和关节活动训练、躯干运动和步态训练等，视病情恢复状况可鼓励患者进行一些自己喜欢的活动，如散步、登山、骑自行车、慢跑等，帮助促进肢体功能康复；严重者可以指导家属帮助其进行被动运动，按摩肢体，避免肌肉挛缩。所有的康复训练需秉承循序渐进、持之以恒的原则。平衡步态训练，同时要防止跌倒。

287 做什么运动可以改善帕金森病症状？

太极拳锻炼可以保护帕金森病患者的神经功能。目前美国已将中国太极拳引入帕金森病的康复治疗，打太极拳可以降低帕金森病的发病率。打太极拳能增加四肢肌肉的稳定性，提高老年人运动和四肢的协调能力，改善帕金森病患者的脑功能和生活能力，减轻症状。

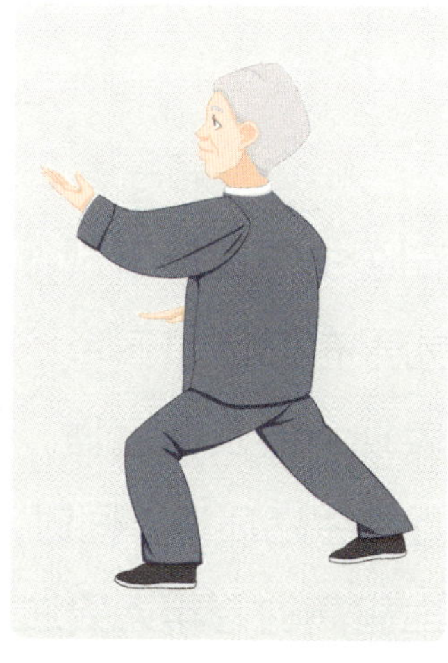

288 如何提高帕金森病患者的生活质量？

①心理方面：了解帕金森病患者的心理状态，加强与患者的沟通，提高患者对帕金森病的认识，让患者相信坚持科学治疗和康复锻炼可以有效减轻或缓解病情，帮助患者树立康复的信心，积极配合治疗。②用药方面：在医生的指导下用药，规律服药、定期随访，切忌擅自停药或减量。③坚持康复锻炼。④饮食方面：以清淡、易消化饮食为主，保证每日热量和水分的摄入，以增强抵抗力，多进食绿色蔬菜、瓜果和谷类等，定时排便，可适量服用蜂蜜防止便秘。如果有吞咽困难，可以选择半流食、软食等，控制吃饭的速度，避免出现呛咳或食物吸入等危险。⑤生活环境方面：因为帕金森病患者多存在运动能力下降，要保证安全的生活环境，室内光线明亮，地面干燥，合理摆放室内物品，减少人为障碍。指导患者尽量选用防滑鞋底，外出必要时使用拐杖或轮椅。

289 怎样预防帕金森病患者出现痴呆症状？

帕金森病患者在中晚期经常有痴呆的表现，要在医生的指导下规律服药，尽量延缓疾病的发展。如果有记忆力下降、日常生活中的事情不能完成等表现，要及时就医，早诊断、早治疗，改善症状、提高生活质量。同时，有高血压、糖尿病、冠心病、血脂高的老年人要注意规律服药，控制好血压、血糖、血脂等水平，尽可能避免发生脑梗死或脑出血等脑血管病事件，防止上述原因引起的痴呆。还可以进行认知功能康复训练，如背诵、读书读报、读数字、从报纸词汇中找信息等。

290 家人如何护理帕金森病患者？

①除正常睡眠、休息外，家人可以鼓励患者参加力所能及的社会活动，如参与亲朋及家人的郊游与旅行活动，帮助患者规律服药。②起居护理：卧室地面防滑，地上不要有鞋、地毯和其他小东西，以免绊倒，床的高度要适宜。前拉链的衣服可使穿脱方便快捷。③运动护理：主要是关节肌肉的伸展、旋转和屈曲，防止关节的挛缩。鼓励患者多做皱眉、鼓腮和吹哨等动作。④对讲话不清楚的患者可以准备一个手摇铃，并鼓励患者多讲话、大声朗读。⑤饮食种类多样，多吃谷物和蔬菜、瓜果，注意补钙。服用美多芭药物的患者，不能与高蛋白饮食（如肉、蛋、奶、海鲜等）同时进食，药物在饭前 1 小时或饭后 1.5 小时服用。⑥帮助患者保持皮肤清洁，经常为患者洗澡和擦浴，在骨突出处垫软枕，防止皮肤破溃，定时协助或督促翻身。⑦关注患者的心理状态，帮助患者建立信心。

291 帕金森病患者的家族成员会患病吗？

大部分帕金森病是不遗传的，但如果发病年龄比较年轻，要考虑到遗传性帕金森病的可能。注意家人有没有手抖、运动变慢、肌肉僵硬等表现，可以进行基因检查，帮助诊断。

（马欣昕）

第三节　脑梗死

292 如何早期识别脑梗死？

如果身边的老年人出现以下症状，就需要考虑脑梗死可能：①一侧肢体无力或麻木；②一侧面部麻木或口角歪斜；③说话不清或理解语言困难；④双眼向一侧凝视；⑤单眼或双眼视力丧失或视物模糊；⑥眩晕伴呕吐；⑦既往少见的头痛、呕吐；⑧意识障碍或抽搐。我国推出了一个“卒中120”的口诀，适合老年人快速识别脑卒中：“1”代表“1张不对称的脸”；“2”代表“两只手臂是否有单侧无力”；“0”代表“聆（零）听讲话是否清晰”。如果通过这三步观察，怀疑患者是卒中，可立刻拨打急救电话。

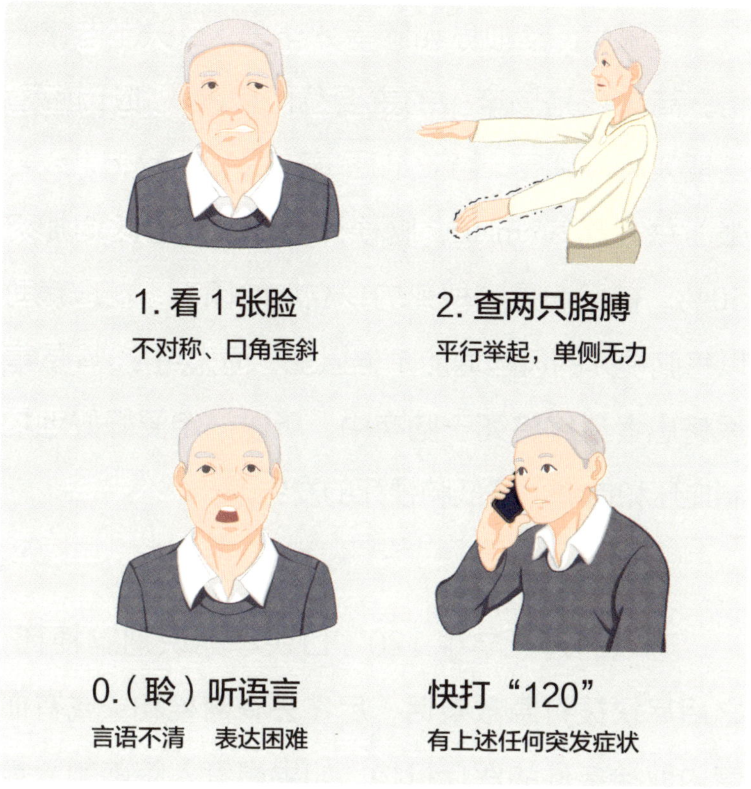

293 发生脑梗死的诱因有哪些？什么季节高发？

发生脑梗死的危险因素有很多，首先是一些基础疾病，如高血压、糖尿病、心房颤动、无症状颈内动脉狭窄、高同型半胱氨酸血症、睡眠呼吸紊乱、高凝状态、偏头痛等；其次是一些不良的生活习惯，包括吸烟、饮酒、饮食过咸、蔬菜水果吃得少、喜欢高脂肪类的食物、缺乏身体运动；最后还包括遗传因素。老年人多发的疾病，如高血压、糖尿病，一定要注意早期控制。冬季是脑梗死的高发季节，所以老年人一定要注意保暖，冬季减少外出，警惕脑梗死的发生。

294 糖尿病、高血压和脑梗死有关系吗？

糖尿病、高血压和脑梗死有关，且关系非常密切。高血压是脑卒中的主要危险因素，血压越高，脑梗死风险越高。当收缩压每升高 10mmHg，或舒张压每升高 5mmHg，脑梗死相对发病危险增加近 50%。糖尿病是脑梗死的独立危险因素，糖尿病可以将脑梗死的风险增加 1 倍以上，而大约 20% 的糖尿病患者最终将死于脑卒中。所以一定要好好地控制血压和血糖，降低脑梗死的发生率。

295 发生脑梗死入院前应如何判断与急救？

可以通过“卒中 120”口诀早期识别脑梗死，之后尽快拨打急救电话，尽量去有溶栓和 / 或有血管内取栓条件的医疗机构。如果患者入院前频繁意识障碍伴呕吐，可以把他的头转向一侧，避免呕吐物引起窒息。

296 脑梗死患者要戒烟戒酒吗？

脑梗死患者需要戒烟，戒烟可使脑卒中和其他心血管事件的发生风险迅速降低。对于大量饮酒的老年人，建议减少酒精摄入，男性每日饮酒的酒精含量不应超过 25 克（相当于 1 两 50 度的白酒），女性减半。

297 脑卒中发生偏瘫后，肢体能恢复正常功能吗？

不是所有脑梗死患者的肢体功能都能恢复正常，有些患者会留下后遗症。年轻、基础疾病较少、非关键部位发病的脑梗死患者，相对来说肢体功能恢复更快。

298 脑梗死康复训练常用方法有哪些？

肢体的运动和感觉的康复是脑梗死患者康复训练的主要部分，包括肢体的正确摆放位置、体位转换训练（包括病床上翻身训练及卧位－坐位转换训练）、平衡训练、躯干控制能力训练（桥式运动及躯干旋转等运动）、保持关节活动度治疗、感觉功能训练。

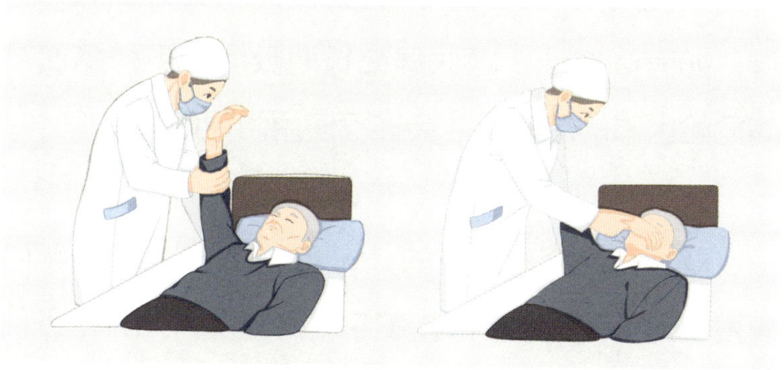

对于不能活动的患者，需要家属对其瘫痪肢体进行按摩，预防肌肉萎缩，对大小关节做屈伸膝、屈伸肘、弯伸手指等被动运动，避免关节僵硬。平卧位和患侧卧位时，应使肘关节伸展，腕关节背屈；健侧卧位时肩关节屈曲约 90°，肘关节伸展，腕关节

背屈。稍能活动的患者，可进行床上训练，比如翻身、起坐、坐位转换到立位等训练。对脑梗死轻微的患者，可以进行行走训练、上下楼训练等。

299 针灸能促进脑梗死患者恢复吗？

针灸可以促进脑梗死患者的恢复。针灸是治疗脑梗死的一种安全、有效的方法，联合西药治疗，可以明显改善患者脑梗死后运动、吞咽功能及认知障碍、失语、便秘、复视等运动及非运动系统损害等。

300 吃阿司匹林能预防脑梗死吗？

阿司匹林可以预防脑梗死，但不是所有老年人均需要服用阿司匹林。只有脑梗死风险比较高的人群，如有高血压、糖尿病或长期吸烟等多种脑血管病危险因素的患者，才会推荐使用阿司匹林。

301 脑梗死会复发吗？

脑梗死是容易复发的，约 25% 的患者在两年内复发，约 40% 的患者会在 5 年内复发，尤其是各种脑梗死的危险因素控制不佳的患者，更容易出现复发。所以老年人首先要积极控制脑梗死的相关危险因素，如控制好血压、血糖、血脂等，还要按医嘱服用阿司匹林抗血小板药物及他汀类降脂药物。

（马欣昕　刘慧菁）

第十四章 | 老年人常见的消化系统问题

年纪越大，越要关注自己的身体，养成好的生活习惯，如定期量体重，注意观察大便，自己定期按摩腹部，能早期发现疾病征兆。请记住几个重要的消化道疾病的报警症状，一旦发现如下症状，应尽早到消化内科或相关科室就诊。

302 什么情况下老年人应该尽早去医院看消化科？

（1）消瘦。体重出现无法解释的下降。也就是说，在没有刻意减少饭量或是增加活动量的情况下，如果发现体重数值出现以千克为单位的下降趋势，就要警惕。所以，建议在家里准备一个体重秤，养成定期量体重的习惯。

（2）贫血。贫血时可以表现为面色苍白，也可能感觉没力气、头晕或心悸。有时需要家人之间互相观察提醒一下，查个血常规就能确诊，不少社区医院就能完成检验。

（3）腹部包块，就是摸到肚子的包块。建议洗澡或是睡觉前，在肚皮完全放松的情况下，自己用手在肚子各处按一按，不仅有助于体检，还能按摩腹部，促进胃肠道蠕动。

（4）呕吐。呕吐是身体的保护机制，也是身体对我们提出的信号。如果呕吐的内容物颜色发黑、有血，就更应该警惕消化道出血，需要马上就诊，甚至需要急诊就诊。

（5）大便的变化。包括色泽、形状、频率变化都有重要意义。正常人的大便是黄软、成形的，最好每日 1～2 次。如果大便从平时的棕黄色，变成了黑色、鲜红色、灰白色（陶土色）等不常见的颜色，那就该找原因。大便形状变了，如便条明显变细、变形，如有凹槽，都要警惕是否有恶性肿瘤。长期便秘的老年人突然排便次数增多，甚至腹泻，或是

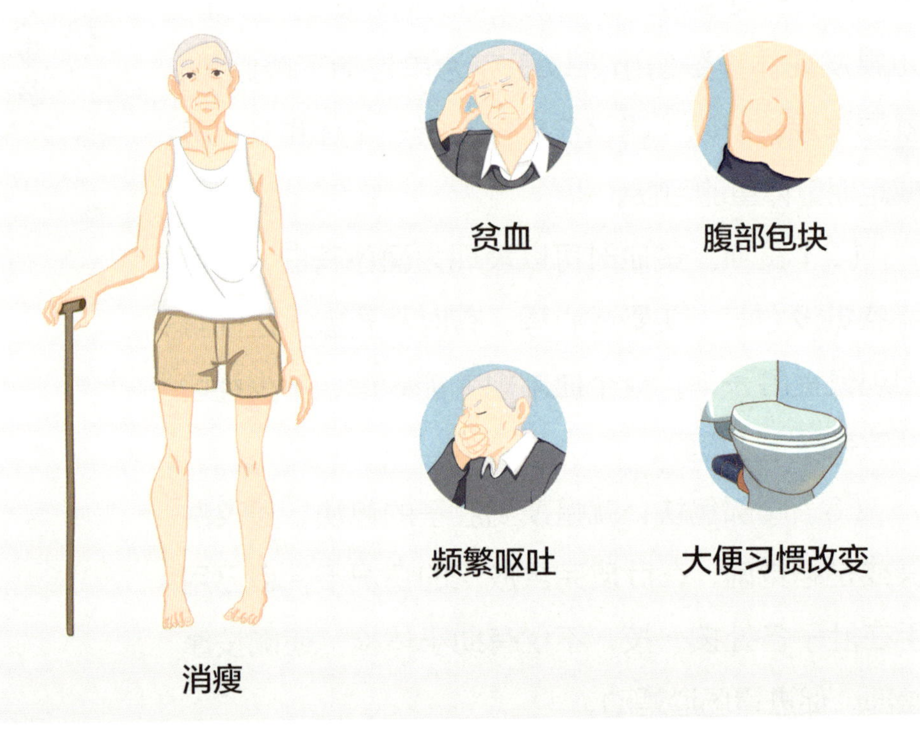

反过来，平时每日大便规律突然发现大便变少了，也可能是结直肠癌的一种早期征兆，应该早做检查。

（6）黄疸。黄疸一般表现为皮肤变黄，眼球的眼白部分变黄。有些患者还会有小便颜色加深，大便颜色发白等症状。

---

303 消化系统做什么体检项目靠谱？

消化系统的体检项目很多，需要向专业的医生咨询，最靠谱的体检项目往往是针对您的个人特点定制的方案。举例说明，如果您长期服用阿司匹林，并且有幽门螺杆菌感染历史，那么便潜血的检查结果就很有意义，可以早期发现消化道出血。如果您有消化道肿瘤家族历史，同时有过大便潜血阳性，那么，胃镜和肠镜检查就需要优先考虑以排除恶性肿瘤。

---

304 听说有一种胶囊内镜不痛苦，怎么做？

胶囊内镜外形与普通胶囊相同，长 1.0～1.5 厘米，直径不足 1 厘米，透明一端内置高速摄像头，另配有一个体外图像记录仪。检查者吞下后数小时，医生就能从电脑上看到胶囊输出的胃肠道腔内图像，以此诊断病情。如果一切顺利，胶囊内镜可以完成从胃到结肠的拍摄，但是画质与普通胃肠镜比较还是有明显不足。

吞咽胶囊的过程和服药一样，并不痛苦。不过，为了良好的检查效果，通常会让患者提前喝药清理肠道、充分延展消化道内壁。部分患者的胃排空胶囊时间过长，需要胃镜辅助“推动”胶囊进入小肠。同时，为了防止胶囊滞留在胃肠道中，需要提前拍片，排除消化道梗阻。部分消化道结构有问题的患者因胶囊长期滞留，还需要手术取出。所以，胶囊内镜虽然“痛苦”不大，但目前还无法完全替代胃肠镜检查。

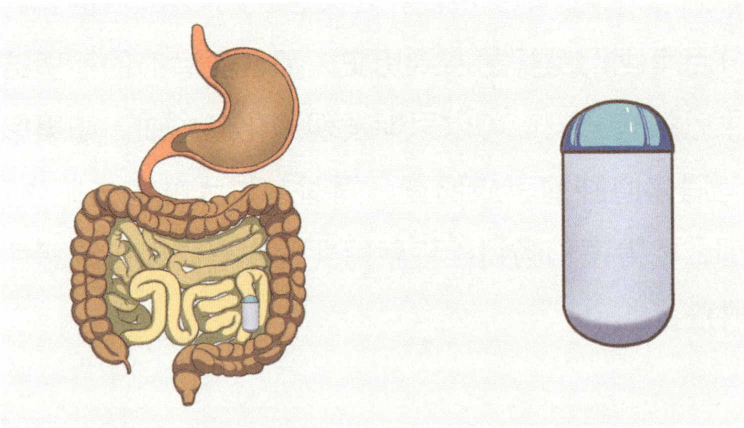

305 食管癌早期信号有哪些？如何预防？

进行性吞咽困难和体重减轻是食管癌的典型表现。

但是食管癌的早期可能毫无症状。

随食管癌病情的发展，有些患者可能有胸骨后疼痛、胸骨后烧灼感、咽痛或进食发噎感。还可能有短暂的食物嵌顿，例如进食苹果、肉类、全熟鸡蛋或面包时，通过仔细咀嚼后症状改善。病情发展后期患者会出现进食固体食物吞咽困难，并且逐渐进展至液体食物吞咽困难。

食管癌最常见的类型包括鳞状细胞癌和腺癌两种。

高温饮料和食物可造成食管黏膜热损伤，从而增加食管癌的风险。咀嚼槟榔、进食腌制蔬菜和食物、高红肉摄入量、缺乏硒或锌、叶酸摄入量及果蔬摄入量低，都与食管鳞状细胞癌发病有关。某些食管疾病（如失弛缓症和腐蚀性狭窄）、接受过胃部分切除术的患者、口服双膦酸盐类药物、萎缩性胃炎均可增加食管鳞状细胞癌的发病风险。

食管腺癌的主要危险因素是巴雷特食管、胃食管反流病、吸烟和高 BMI。摄入膳食纤维和使用非甾体抗炎药可能具有保护作用。

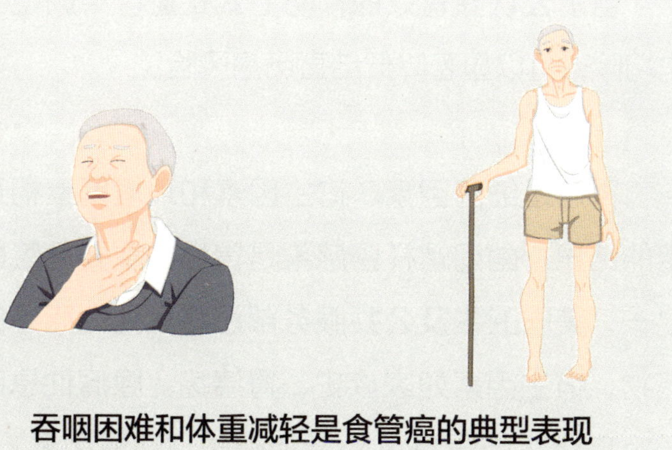

吞咽困难和体重减轻是食管癌的典型表现

306 结直肠癌早期征兆有哪些？如何预防结直肠癌？

大多数早期结直肠癌患者没有症状。多数结直肠癌患者可出现下述症状：排便习惯改变，贫血、便血，直肠肿块或腹部肿块。少数患者可出现腹痛。出现症状往往提示肿瘤进展到一定程度，应该尽早就诊。生活中潜在的结直肠癌的危险因素包括肥胖、糖尿病、吸烟、过量饮酒、过度摄入加工肉类及缺乏体力活动。

临床上可预防结直肠癌的膳食包括：避免摄入加工和烧烤过的红肉，摄入蔬菜（尤其是十字花科），从食物中摄取足量的天然叶酸、限制热量摄入。

可增加结直肠癌风险的因素包括：某些遗传性结直肠癌、年龄、散发性结直肠癌（可能还包括大腺瘤或进展期腺瘤）个人史或家族史、炎性肠病以及腹部放疗史。

目前公认最有效的预防方式是进行结肠镜下息肉切除，可以显著降低结直肠癌风险。

307 如何预防胃癌？

胃癌是细菌因素、宿主因素和环境因素相互作用的结果。幽门螺杆菌感染是胃癌的重要危险因素之一，美国卫生及公共服务部已将其列为明确的致癌物。宿主因素如家族史、胃溃疡、腺瘤性息肉和肠上皮化生与胃癌风险增加有关。环境因素方面，不良膳食习惯（亚硝基化合物、高盐膳食、加工肉类且蔬菜摄入量少）和生活方式（吸烟、饮酒）使胃癌风险增高。

高盐膳食：咸鱼、腌肉和咸菜等。

加工肉类：香肠、培根、火腿、牛肉干、咸牛肉，以及其他熏制、盐渍、发酵或腌制的肉类等。

因此，胃癌高危人群，需要进行胃癌筛查。预防和根治幽门螺杆菌，尽量避免上述膳食，有助于预防胃癌。

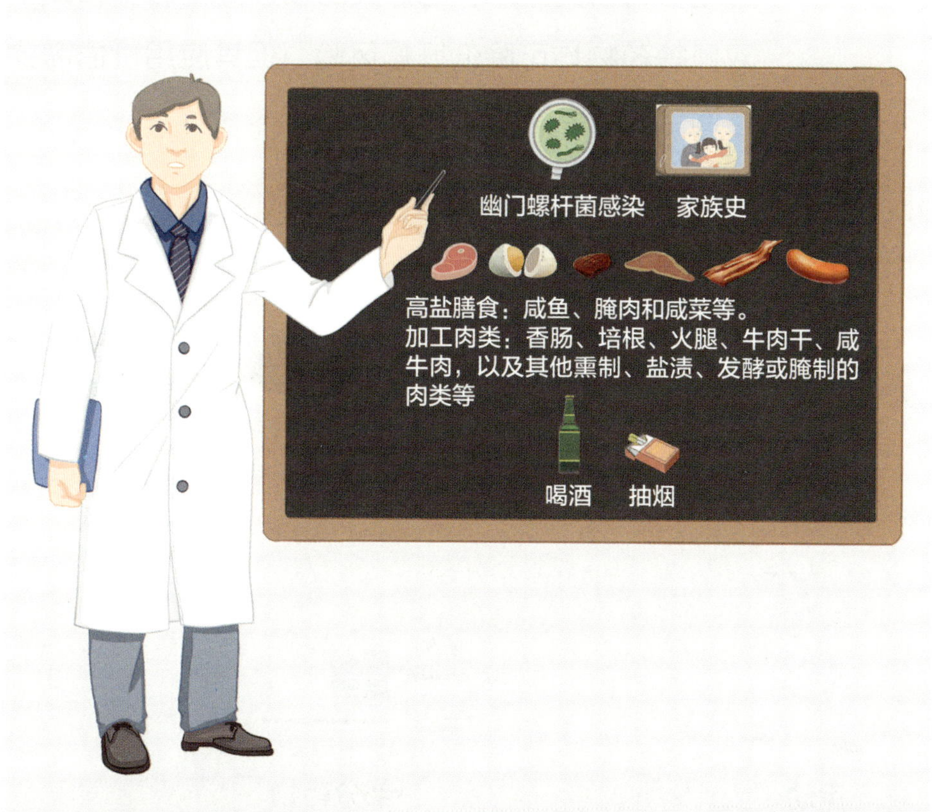

308 如何预防肝癌？

目前已发现多项导致肝癌的危险因素，包括肝实质损伤导致肝硬化、乙型肝炎病毒或丙型肝炎病毒慢性感染，其他高危因素有吸烟、饮酒、环境因素（如黄曲霉毒素，常见于发霉的玉米和花生；咀嚼槟榔和饮用被微囊藻毒素污染的水等），一些遗传性疾病如血色病等。

与肝癌风险降低相关的生活因素包括：定期饮用咖啡，食用白肉及富含 Omega-3 脂肪酸的食物（如绿叶蔬菜、豆类、鱼类和其他海产品等），以及运动。有研究显示，他汀类药物、阿司匹林和二甲双胍等药物均可降低肝癌风险，但其应用价值需要咨询专科医生。

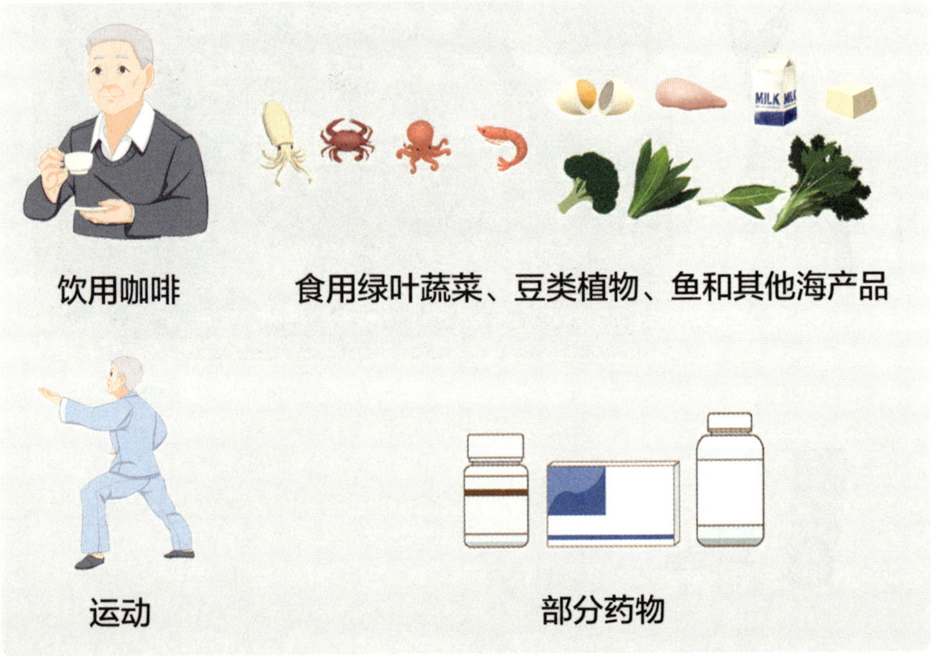

309 如何预防胆囊癌？

早期浸润性胆囊癌患者大多没有症状，或具有与胆石症、胆囊炎相似、由这两者引起的非特异性症状。早期胆囊癌最常见的显现方式是在单纯胆囊切除术后的病理检查中偶然发现恶性肿瘤。

胆囊癌的危险因素较多，包括胆石症、胆囊息肉和先天性胆管囊肿、胰胆管合流异常和慢性感染，这些均可导致慢性胆囊炎症。

此外，致癌物暴露也可能与胆囊癌发病有关。目前已发现石油、造纸、化工、制鞋、纺织品和醋酸纤维素制造行业的工人，以及氡暴露的矿工发生胆囊癌的风险增加。在吸烟者中也观察到了胆囊癌风险增加，高水平黄曲霉毒素暴露者中该风险也可能增加。肥胖也与胆囊癌风险增加相关。

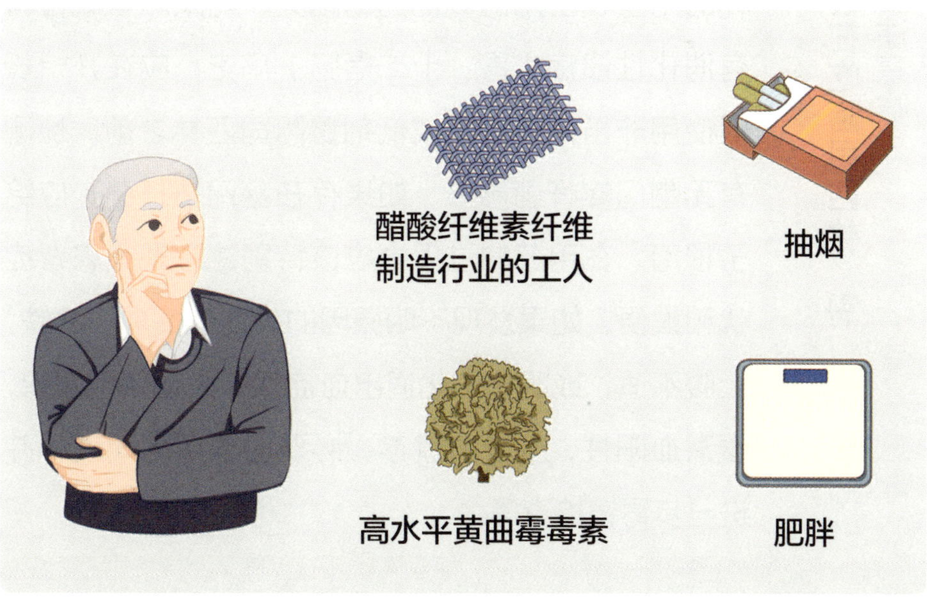

310 肝炎会转变成肝癌吗？

肝癌是一种原发性肝脏恶性肿瘤，通常发生在慢性肝病患者中，特别是肝硬化或发生乙型肝炎病毒慢性感染的患者。

不仅是病毒性肝炎，任何病因所致肝硬化都有发生肝癌的风险。现有证据表明，非酒精性脂肪性肝病是西方国家中越来越常见的肝癌危险因素。据估计，非酒精性脂肪性肝炎相关肝硬化患者的肝癌年发病率为 1%~2%。

因此，慢性肝病的患者建议每 6 个月接受一次体检，包括超声检查以判断有无肝癌。

311 我在吃阿司匹林，需要注意啥？

阿司匹林最常见的不良反应是消化道溃疡及相关消化道出血，与患者的幽门螺杆菌状态、阿司匹林的用量和合用的其他药物相关。如果患者既往曾有消化性溃疡（胃、十二指肠）病史，应在开始长期使用非甾体抗炎药或低剂量阿司匹林之前，检测有无幽门螺杆菌感染。如果存在幽门螺杆菌，应给予根治。在用药的过程中应该特别注意观察患者症状和大便。如果发现不明原因的失血性贫血、缺铁、上腹不适，或明显消化道出血症状如大便颜色发黑，便潜血阳性，要及时就诊，必要时停用阿司匹林并进一步胃镜检查等。

312 肿瘤标志物升高说明啥？不高是不是就没事？

血液肿瘤标志物为一种化学类物质，当肿瘤细胞达到一定的水平时可在血液中检测出，并反映其一定的生物学特性，目前最常用的包括癌胚抗原（CEA）、甲胎蛋白（AFP）、癌抗原125（CA125）、糖类抗原19-9（CA19-9）、前列腺特异抗原（PSA）等。受当前技术水平所限，肿瘤标志物和肿瘤的对应关系还不是非常确切，不少肿瘤标志物升高既不能确定有无肿瘤，也不能定位肿瘤。反之，肿瘤患者也不一定出现肿瘤标志物升高。但是，肿瘤标志物在临床中确实有助于早期发现恶性肿瘤。所以，对于肿瘤的高危人群，不应该拘泥于肿瘤标志物的检查，无论高低都应该进一步排查。反之，如果肿瘤标志物升高，也不要自我解读，应该咨询专业医生。

313 老年人为什么容易发生便秘？

便秘的表现为排便困难（包括排便费力、排出困难、排便不尽感、肛门直肠堵塞感、排便费时和需辅助排便）和/或排便次数减少（每周排便少于3次）。

在老年患者中，便秘可能伴有粪便嵌塞和充盈性大便失禁。粪便嵌塞可引起粪性溃疡、出血和贫血。有研究报道，老年人的便秘患病率为24%~50%。社区居住的老年人中有10%~18%

每日使用轻泻药，而在疗养院居住的老年人中这一比例为 74%。

老年人的便秘可能是由原发性结直肠功能障碍引起，或是继发于若干其他致病因素。在老年患者中，便秘的病因常常涉及多因素，包括肿瘤、内分泌或代谢失调、神经功能障碍、肌源性疾病和用药（如阿片类镇痛药）等。新出现便秘要尽早就医，排除继发原因。

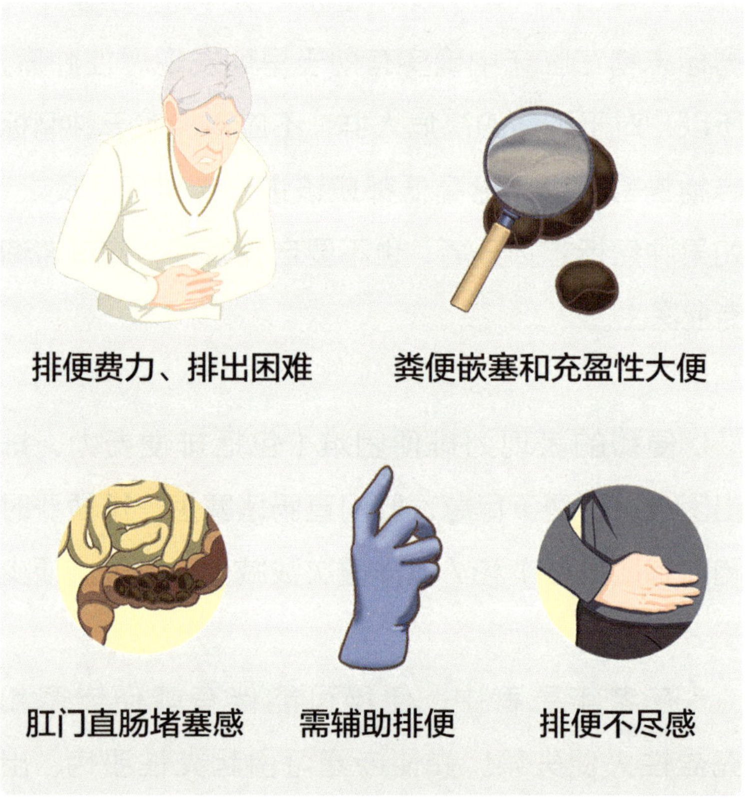

314 如何预防老年人便秘？

治疗慢性功能性便秘的第一步是调整生活方式和膳食习惯。大多数的正常排便模式是每日大约在同一时间排便，提示排便的启动是人体的一种条件反射。结肠运动最活跃的时段是睡醒和进餐后。因此，最佳排便时间通常是在睡醒和早餐后 2 小时内。老年人可以尝试在这个时段排便，一日至少尝试排便 2 次，通常在餐后 30 分钟，且用力排便时间不得超过 5 分钟。有研究证实，膳食纤维能增加粪便体积，可使结肠扩张并促进粪便推进。通常推荐摄入纤维 25～30 克 / 天。

315 老年消化道溃疡病患者有何饮食宜忌？

确诊消化道溃疡如胃溃疡或十二指肠溃疡的患者要注意几点。溃疡病可导致严重问题包括消化道出血、穿孔及梗阻。胃溃疡还容易出现恶变。所以，在溃疡病的急性期要关注身体的症状及排便的观察，遵医嘱服药和恢复饮食。恢复饮食早期，可选择流食如米汤、藕粉，逐渐过渡到半流食、少渣饮食等，选择的食物以清淡、易消化为主，忌辛辣、坚硬、渣多，建议少食多餐，忌暴饮暴食。其间还要注意饮食卫生，切莫因不洁饮食感染。还要坚持戒烟戒酒。用药一段时间后要坚持医院随诊，遵医嘱复查。

（赖雅敏）

第十五章 | 老年人常见的泌尿系统问题

316 老年人出现血尿提示哪些疾病？

通常血尿程度越重，发现病变的可能越大，任何程度的血尿均应引起重视。

40% 的肉眼血尿来源于膀胱病变。年龄和性别对分析病因很有帮助，年轻人血尿多因结石、感染、外伤所致，而老年人血尿则提示肿瘤或前列腺增生。女性患者也可以与尿路感染、妇科疾病有关。根据排尿过程中血尿出现的时间，可对病变进行初步定位。初始血尿提示尿道或膀胱颈病变，终末血尿提示膀胱三角区或后尿道病变，全程血尿表明病变来自膀胱或输尿管、肾盂。新鲜血尿伴大小不等的血块提示膀胱出血，条状血块大多来自输尿管和肾盂。

---

317 肾结石是怎么形成的？

肾结石的形成机制尚未完全明了。目前公认结石的形成不是单一因素所致，而是多种因素（个人因素、环境因素等）共同作用的结果。尿中某些成石物质浓度过高导致的尿液过饱和，是结石形成过程中最为重要的驱动力。结石的形成大致经过了晶核形成、结晶生长、结晶聚集、结晶滞留 4 个步骤。

在结石形成的过程中，虽然尿液中结晶浓度高是重要的前提条件，却不是唯一条件。结石的形成还取决于结晶浓度和抑晶因子的平衡。在正常情况下，尿中结晶浓度很高，但并不形成结石，这主要是依赖抑晶因子的活性作用。因此，尿中抑晶因子含量下降也是结石形成的重要条件。

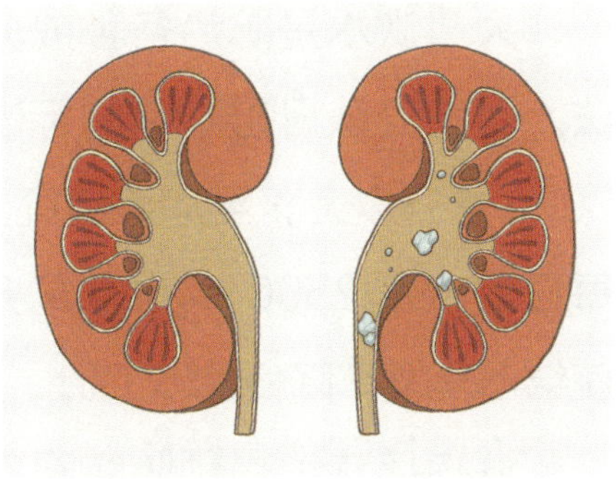

318 腰痛是结石引起的吗？

结石引起的腰痛多呈阵发性绞痛，其程度取决于结石的大小和位置。大结石在肾盂或肾盏内移动度小，痛感较轻，小结石在肾内移动度大，有时会突然造成肾盏颈部或肾盂输尿管连接处梗阻而致肾绞痛。肾绞痛是一种突发的严重疼痛，多在深夜至凌晨发作，先从腰部开始，沿侧腹部向下放射至膀胱甚至睾丸。疼痛持续数分钟至数小时，严重时伴恶心呕吐。一般 8～12 小时后，随着肾盂内压力逐渐降低，绞痛发作次数减少。

此外，腰痛亦可表现为持续性钝痛，运动或震动可使疼痛加重。这种疼痛多见于肾的感染、积水或巨大囊肿等。早期肾肿瘤不会引起疼痛，晚期可因瘤体增大牵拉肾被膜而造成持续性疼痛。

319 该怎么预防结石复发？

大量饮水是防治各种成分结石简单和有效的方法。目前公认日摄水量的标准是将每日尿量保持在 2000 毫升以上，至尿液清亮无色或微黄为宜。这样每日需饮水 2500~4000 毫升。如能持之以恒，可使结石复发率降低约 60%。

食物疗法也是预防结石的重要措施。对于含钙的结石，一味强调限钙饮食弊多利少。实际上，草酸是更为危险的成石物质。因此，在饮食中应限制草酸的摄入，如菠菜、苋菜、韭菜、芹菜等深绿叶蔬菜，坚果类，豆类及其制品，以及浓茶、可可、巧克力等。此外，食入过多动物蛋白也会导致尿钙的排泄增加，故每千克体重肉类蛋白的摄入量不宜超过每天 1 克。由于尿钠过多也会促进结石形成，氯化钠的食用量应当限制在 5 克 / 天以内。而对尿酸结石，应采用低嘌呤饮食。柑橘类水果对于预防尿酸结石有明显的作用。此外，限制富含蛋氨酸的食物，如蛋类、奶类，有助于控制胱氨酸结石的复发。

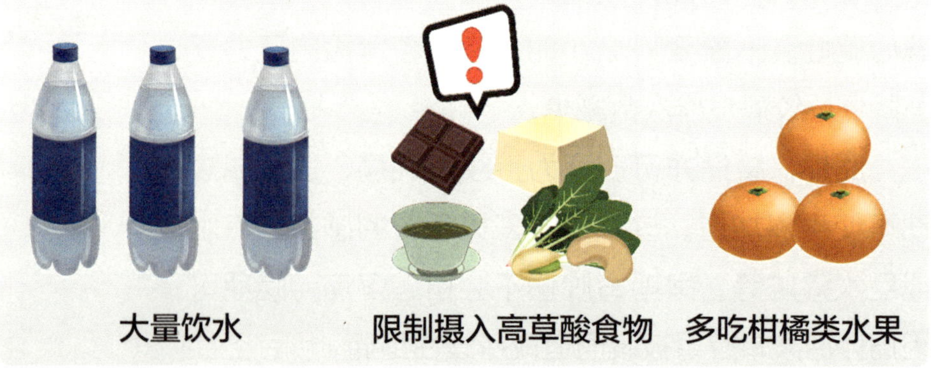

320 老年人频繁起夜是怎么回事？一天尿多少次算尿频？

老年人夜间频繁起夜的主要原因有以下几点：①膀胱受到炎症、结石、异物等病理刺激，导致敏感性增高；②结核、炎症等因素造成膀胱弹性下降，膀胱容量降低；③前列腺增生、尿崩症、糖尿病等疾病造成膀胱残余尿增多，容量相对降低。

尿频是指排尿频率增加，正常人白天排尿 3～6 次，夜尿 0～1 次。尿频是指 24 小时排尿 > 8 次，夜间排尿 > 2 次，每次尿量 < 200 毫升，伴有排尿不尽感。泌尿外科疾病引起的尿频，通常表现为排尿次数增加，夜间尤其明显，但每次尿量不多。

321 老年女性为什么容易发生尿路感染？

正常机体的尿道外口和远端尿道都有一些细菌停留。正常的尿液 pH、排尿活动及尿路上皮的抗黏附作用等，均有抗病原菌黏附尿路的作用。但如果机体尿路系统的防御系统受到破坏，病原体增多到一定数量或毒力时，即可导致感染。

由于女性尿道短而宽，且与阴道等外生殖器官相邻，因而女性泌尿系统感染的发病率明显高于男性。老年女性雌激素水平下降，导致尿道黏膜营养不良，黏膜干裂，甚至出现黏膜内较深的裂痕。尿道失去尿路上

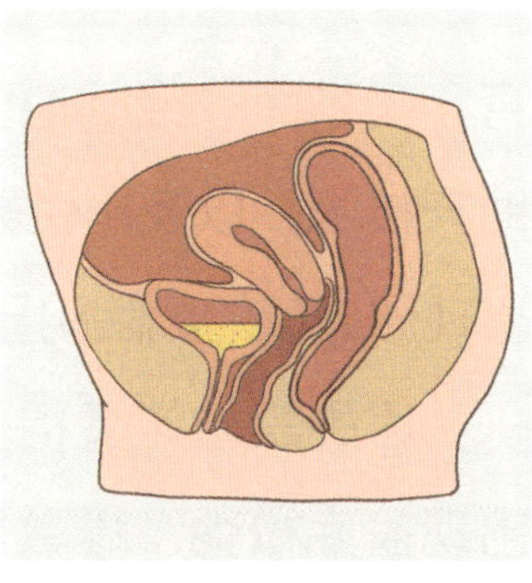

皮的抗黏附防御，导致细菌对绝经期妇女尿路上皮黏附力提高，从而出现老年女性更容易发生尿路感染的情况。

322 如何预防尿路感染？

预防尿路感染主要是提高机体免疫力，多休息，注意营养，避免使用免疫抑制剂。控制糖尿病、慢性肝病、慢性肾病、营养不良等可能减弱局部抗感染防御功能的疾病。适当多饮水，多排尿，使用药物缓解前列腺增生、结石、神经源性膀胱等疾病可能造成局部梗阻、尿流不畅的问题。如需进行经尿道操作，注意轻柔操作、无菌操作等要点。

323 老年女性为什么会发生尿失禁？

由于女性尿道较短，尿道阻力较低，在打喷嚏、咳嗽或运动等腹压增高时容易出现不自主的尿液外溢情况。调查显示，女性人群中 23%～45% 有不同程度的尿失禁，7% 左右有明显的尿失禁。其中大部分均为此种情况。

尿失禁与生育次数明显相关。生育次数多、生育年龄较大、经阴道分娩、使用助产钳和缩宫素等助产技术，以及出生婴儿体重大于 4000 克的母亲，出现尿失禁的风险明显升高。

尿失禁与年龄相关。随着年龄增长，老年女性出现盆底松弛、雌激素减少、尿道括约肌退行性改变等情况，可增加尿失禁发生风险。同时，一些老年常见疾病如慢性肺部疾病、糖尿病、肥胖等，也可加速尿失禁的进展。

324 如何缓解尿失禁？

首先，肥胖是女性尿失禁的明确危险因素。因此，控制体重可改善尿失禁的症状。

其次，盆底肌功能训练是通过自主、反复的盆底肌肉群的收缩和舒张，恢复盆底肌功能，达到预防和治疗尿失禁的目的。这个方法简便易行并已被众多随机对照研究证实有效。可参照如下方法：持续收缩盆底肌 2～6 秒，放松 2～6 秒，如此反复 10～15 次为一组，每日训练 3～8 组，持续 8 周以上或更长。

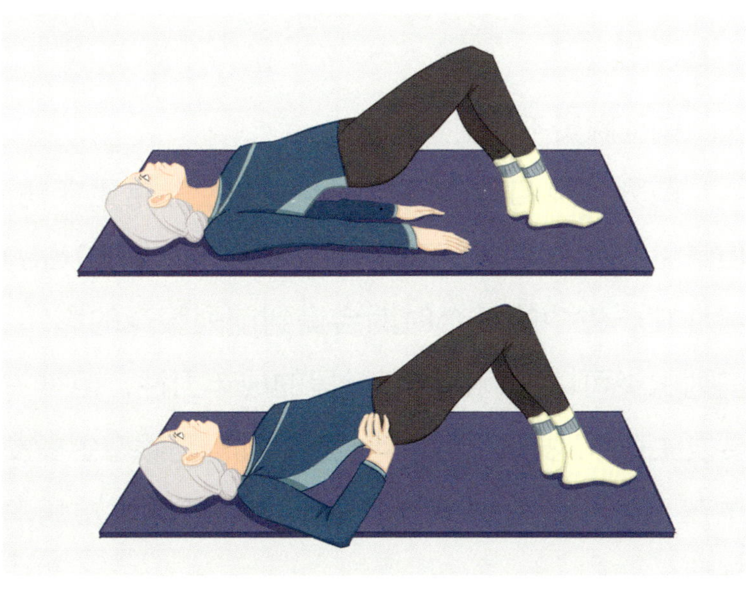

再次，生物反馈是借助置于阴道或直肠内的电子生物反馈治疗仪，监视盆底肌肉的肌电活动，指导患者进行盆底肌肉训练。这种方法比单纯盆底肌训练更直观且易于掌握，短期内效果优于后者，但远期疗效不明确。

最后，可以通过度洛西汀、雌激素等药物进行干预。

---

325 老年男性为什么会前列腺增生？

前列腺是男性的附属性腺器官，它的正常发育有赖于男性激素的支持。有资料表明，50 岁男性有 50% 可见前列腺增生改变，80 岁时这种改变可高达 80%。目前认为，高龄和有功能的睾丸是出现前列腺增生的基础，二者缺一不可。

---

326 前列腺炎就是前列腺增生吗？

前列腺炎不是前列腺增生。

前列腺炎和前列腺增生都是男性的常见疾病，但常见的发病年龄段不同。有资料显示，约 50% 的男性在一生中的某个时期会受到前列腺炎的影响。前列腺炎可以影响各个年龄段的成年男性，但其主要发生在 50 岁以下的成年男性，而前列腺增生多发生在 50 岁以上的中老年男性，且年龄越大发病率越高。

前列腺炎的致病因素方面，包括吸烟、饮酒、食辛辣食物、久坐、疲劳等导致机体抵抗力下降的因素。而前列腺生长主要依赖男性激素，前列腺增生是随年龄增长，前列腺体积逐渐增大而导致的。

在症状方面，前列腺炎和前列腺增生患者都会表现出一定限度的尿频、排尿困难，甚至尿潴留的症状。但前列腺增生患者超声提示前列腺体积明显增大，而前列腺炎患者的前列腺体积基本正常。

327 前列腺增生都需要治疗吗？

前列腺增生是良性疾病，疾病进展缓慢，且临床表现多时轻时重。因此，病变早期可以等待观察，不是必须治疗，但必须密切随诊。如症状加重，应及时治疗。

对于症状明显的前列腺增生患者，可考虑药物治疗。常用的药物包括：①激素类药物，如非那雄胺，可以控制前列腺体积；② α 受体阻滞剂，如坦索罗辛、多沙唑嗪，用以减轻尿道和膀胱颈的张力，缓解尿路梗阻；③植物类提取的药物，如锯叶棕果实提取物胶囊。

对于药物治疗效果不佳，出现肾积水、反复尿潴留，或膀胱结石的患者，可以考虑手术治疗。

328 没有症状可能得肾癌吗？

没有症状也可以得肾癌。

肾癌，又称肾细胞癌，是最常见的肾实质恶性肿瘤。肾癌的临床表现多样，可表现为腰痛、无痛性肉眼血尿和镜下血尿及腰部包块。但三者同时出现的患者仅占肾癌患者的10%，且多为晚期肾癌患者，在这些患者中，一半以上都有肿瘤转移。随着体检的普及，临床无明显症状，偶然发现的早期肾癌患者日益增多。也有些患者可以出现发热、贫血、红细胞增多、高血压、肝功能异常、高血钙、红细胞沉降率增加等全身症状。

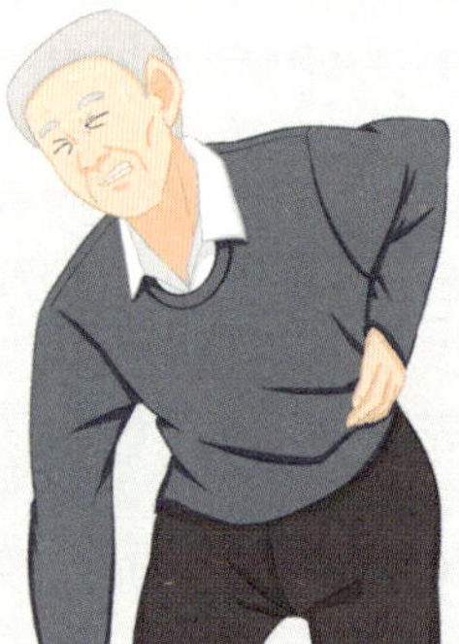

腹痛

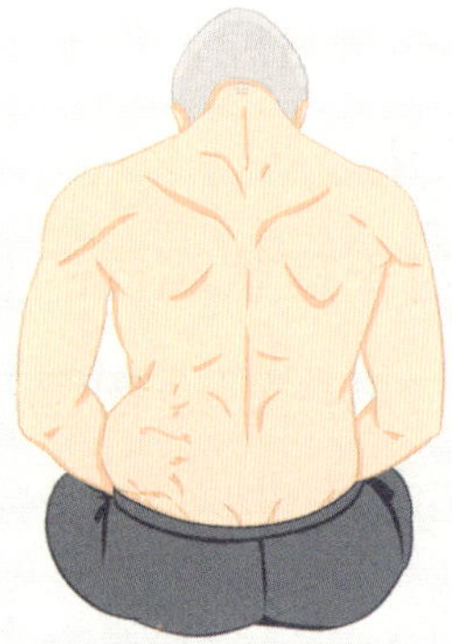

腰部包块

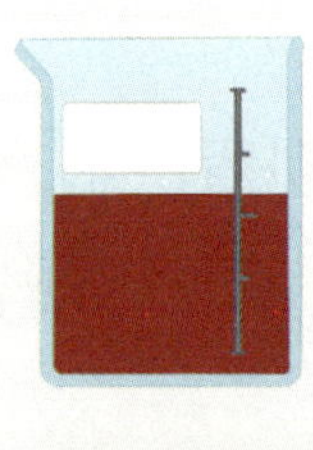

无痛性肉眼血尿

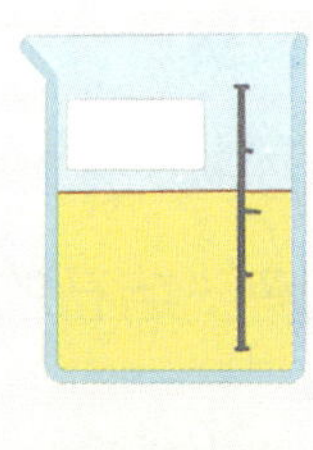

镜下血尿

329 肾脏手术以后，该如何保护肾脏功能？

肾脏手术后，如果剩余的肾脏功能足够的话，通常对身体不会有什么影响，即使只有一个肾也可以维持正常的肾脏排泄和分泌功能，不会影响生育。但需特别小心保护肾功能，需定期检测尿常规、血肌酐及肾脏超声。注意不要过于劳累，注意休息，避免外伤。避免过度食用肾负担较重的食物（如高盐饮食、高蛋白饮食），以及避免应用肾损害的药物。

330 是什么引起了膀胱癌？

与膀胱肿瘤发生、发展相关的因素很多，如接触某些化学物质、吸烟、长期大量饮咖啡等。已肯定的化学致癌物有 2- 萘胺、联苯胺、4- 氨基双联苯、4- 硝基联苯、2- 氨基 -1- 萘酚等。长期接触这些制造染料的中间产物或橡胶塑料的抗氧化剂、油漆、洗涤剂或暴露于燃烧气体或煤烟中，都有可能发生膀胱癌。但个体差异大，潜伏期长。

膀胱癌的主要致癌因素是芳香族的胺，而潜在的致癌物是饮食硝酸盐和经肠道菌群作用后产生的亚硝酸盐。膀胱埃及血吸虫病、膀胱白斑和腺性膀胱炎可能是癌前病变。宫颈癌行盆腔放疗的妇女发生膀胱癌的概率明显增加。

（东　洁）

第十六章 | 老年人常见的眼睛问题

331 老年人爱流泪的原因是什么？

流泪是一个由泪腺分泌，泪液涂布眼表，最后经泪道排出的过程。部分老年人由于结膜松弛、泪点狭窄、泪道泵功能下降导致泪液排出受限引起流泪，还有一部分老年人是干眼症导致出现眼表刺激症状引起流泪增多。

332 出现『雾里看花』、畏光是白内障的表现吗？

白内障的表现形式多样，大部分白内障患者的表现是视力逐渐下降，可以有“雾里看花”，或者是如同隔着塑料薄膜看东西一样的感觉。白内障会引起光线在眼内的不规则散射，导致部分患者出现畏光的症状。

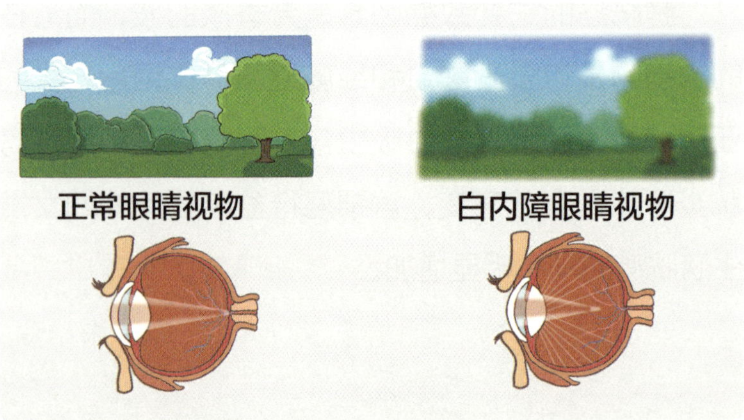

333 白内障要到看不见了才做手术吗？

白内障要到看不见了才做手术，或者部分人认为的白内障要等到“熟透”了再做是一种陈旧的观念。白内障发展到看不见或“熟透”，说明此时晶状体的核已经又大又硬，不能够采用目前微创的小切口手术，而必须采用大切口手术，手术风险和难度会大大增加。现在白内障超声乳化联合可折叠人工晶体植入术是一种安全、快速的手术，大部分可以在局部麻醉下完成，手术恢复快。一旦确诊白内障，当视力下降已经影响日常生活时，应及早手术，不要拖延。

334 预防白内障有哪几招？

以下几招可以帮助老年人预防白内障：①避免阳光直晒，在阳光强烈的时候戴墨镜；②多食用富含维生素 C 和维生素 E 的食物；③注意控制全身血糖的情况；④避免外伤；⑤注意谨慎使用含有激素的眼药水或者口服药；⑥积极治疗眼内炎症疾病。

335 出现眼痛、眼红、眼胀、头痛等症状时是青光眼的征兆吗？

出现突发眼胀、眼痛、眼红甚至还有头痛、恶心、呕吐时需要警惕，应该及时去医院就诊，测量眼压，如果眼压升高，那么急性闭角型青光眼急性发作的可能性就很大。远视眼、有青光眼家族史、曾经有过类似症状的人出现急性闭角型青光眼的概率较大。但是，切莫以为没有这些症状就不是青光眼了，另外一种类型的青光眼——开角型青光眼可以没有任何症状，定期的眼科体检及时发现早期青光眼的特征性改变尤为重要。

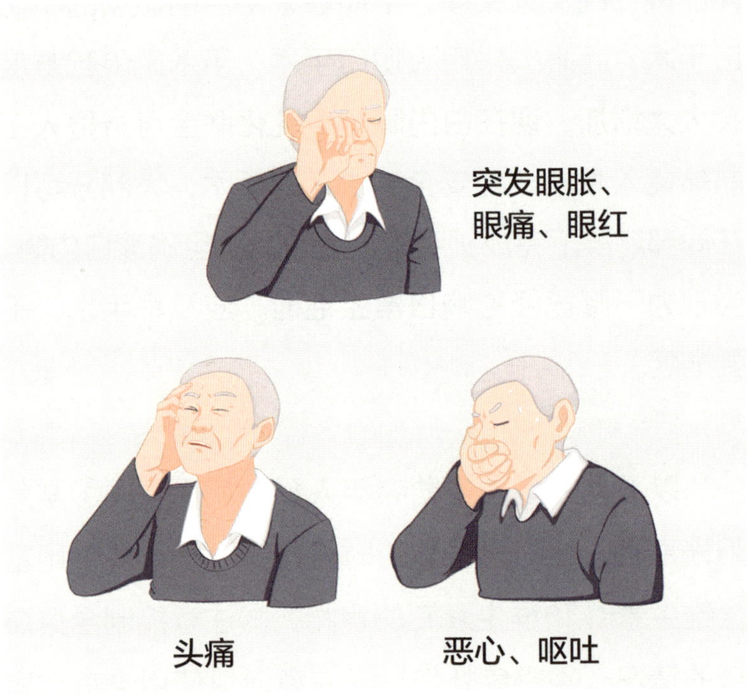

336 怎么才能早期发现青光眼？

定期体检进行眼压、眼底检查，同时结合自己的实际情况进行观察，才能早期发现青光眼。对于远视眼，有青光眼发作家族史，曾经出现过阵发的眼胀、眼痛者，应该警惕有患闭角型青光眼的可能，一旦出现在黄昏或者暗环境下的眼胀、眼痛，看灯光时出现彩虹般光晕的症状应该及时就医。对于近视眼、有青光眼家族史者应该注意监测眼压和眼底视神经的变化，如果眼压测量高于正常或者发现视神经杯盘比升高，应该做进一步视野和视神经检查，以早期发现青光眼。

---

337 年轻时候视力好，老了容易老花眼吗？

这个观点是不对的。老花眼是眼内肌肉和晶状体的老化过程，这是一个随年龄增长而发生的自然变化，大部分人在 40 岁以后就会逐渐开始老花，表现为看近处吃力，这与年轻时候视力好坏无关。但为什么有人会有“年轻时候视力好，老了容易老花眼”的错觉呢？是因为年轻时视力好的人是没有近视的人，他们老花以后需要戴老花镜即凸透镜辅助看近。而年轻时候视力不好的人大部分是近视眼，近视眼的人在不戴近视镜时看近处不需要或者仅需要低度数老花镜，因此就会产生“年轻时候视力好，老了容易老花眼”的错误观念了。

---

338 眼底出血有何表现？

眼底出血是玻璃体积血、视网膜和脉络膜出血的统称。眼底出血常见的表现是眼前如乌云一般的大片黑影遮挡，引起视力下降，或者是视物中心出现浓厚暗影，引起中心视力下降或变形，但余光还能看得见的表现。

339 眼睛发痒是干眼症吗？

眼睛发痒不一定是干眼症。引起眼睛发痒最常见的原因是过敏性结膜炎，常常与季节相关，通常在春天和秋天容易出现，在眼睛发痒的同时还可以出现鼻子痒、流鼻涕、打喷嚏的症状。干眼症也可以引起眼睛痒，这种眼睛痒与季节关系不大。

340 什么是老年性黄斑病变？

老年性黄斑病变通常指老年黄斑变性，它是眼底黄斑区的常见退行性疾病，好发于 50 岁以上中老年人，常常双眼发生，在眼底检查时可以见到玻璃膜疣、黄斑区地图样萎缩、新生血管等特征性改变。根据疾病进展不同可以分为干性和湿性老年黄斑变性。一般干性老年黄斑变性没有症状或只有轻微视力下降，湿性老年黄斑变性会有严重的中心视力下降、中心暗影、视物变形等表现。

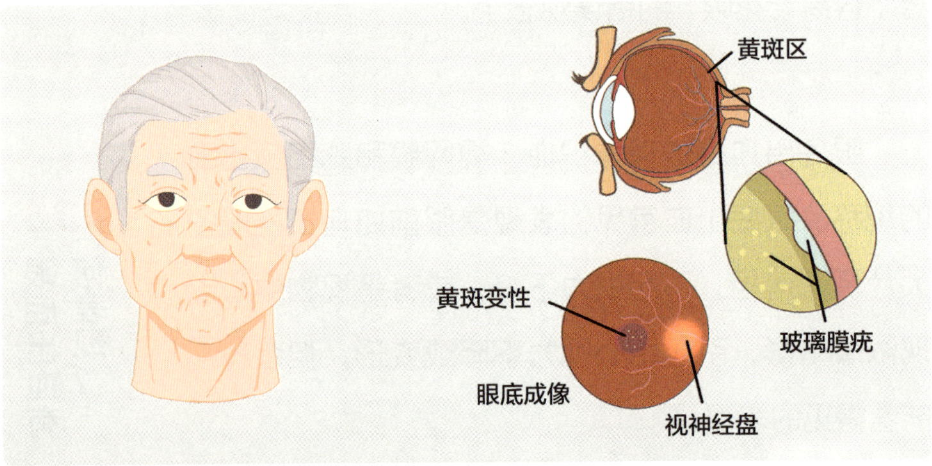

341 如何预防黄斑病变？

预防黄斑病变可以从以下几个方面着手：①戒烟，吸烟已经被证明和黄斑变性有密切相关性，任何时候戒烟对于预防黄斑变性都有益处；②避免阳光直晒和紫外线照射，在阳光强烈的时候戴墨镜；③多吃含有叶黄素、胡萝卜素的食物，如玉米、胡萝卜等；④补充抗氧化作用的维生素如维生素 C；⑤补充含有微量元素锌的营养品。

342 如何自测黄斑病变？

黄斑病变的最主要表现就是中心视力下降、中心暗点或看东西变形。在缺少专业设备时，我们也可以用简单的方法自测有没有黄斑病变。首先应该遮盖一只眼，用单眼注视，注视某一个直线形物体比如门框等。其次，应注视门框上的某一点，观察自己有没有如下症状：①门框有没有变形，也就是本来应该直挺的门框有没有变成弯曲的；②注视中心有没有被黑影遮挡而缺一块；③用余光观察看看有没有什么地方消失不见了。如果有以上这些症状，就应该及时去医院就诊。

343 什么是角膜老年环？

角膜老年环是老年人常见的角膜改变，一般双眼发生，表现为自角膜上方边缘开始逐渐发展为环形的白色浑浊。角膜老年环一般不痛不痒，视力也无下降，通常不用治疗。

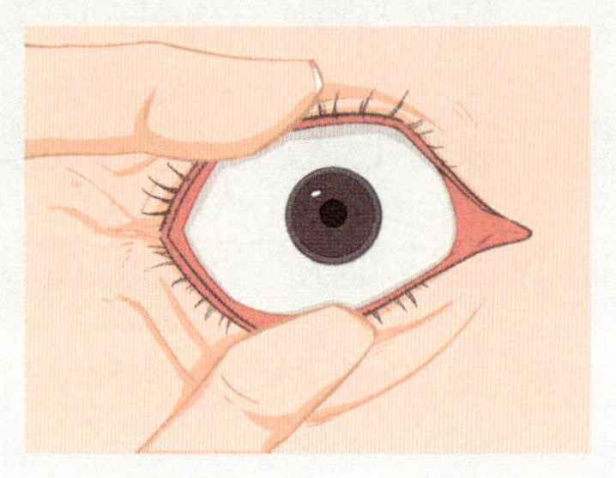

344 吃叶黄素对养眼有好处吗？

吃叶黄素对营养眼睛尤其是营养视网膜是有好处的。因为叶黄素是人视网膜尤其是黄斑区视网膜细胞的重要营养成分，且无法由人体自行合成，必需来源于食物吸收或营养辅助剂，因此食用含有叶黄素的营养品或食物有利于视网膜的健康。

345 哪些因素容易造成视网膜脱落？

视网膜脱落是可以致盲的严重眼科急性病，近视眼尤其是高度近视眼的人群容易出现视网膜脱落，同时外伤尤其是头部或眼部外伤、跳水、过山车等活动也是引起视网膜脱落的危险因素。一些罕见的原因如眼内肿瘤、严重的眼内炎症和严重的糖尿病视网膜病变等也可以引起视网膜脱落。

（黄剑锋）

第十七章 | 老年人常见的耳、鼻、喉问题

第一节　耳的问题

346 哪些因素会导致老年人听力下降？

老年性听力下降的原因包括两方面：一方面是听神经系统老化，神经老化的速度快慢因人而异；另一方面是与外在因素有关，包括环境噪声，耳毒性药物，或由其他系统性疾病如心脏血管疾病、糖尿病等所引发。

药物：如链霉素、庆大霉素、红霉素、阿司匹林及某些抗癌药如顺铂等对听力有害。

噪声：噪声能减少内耳听觉细胞和听神经的血

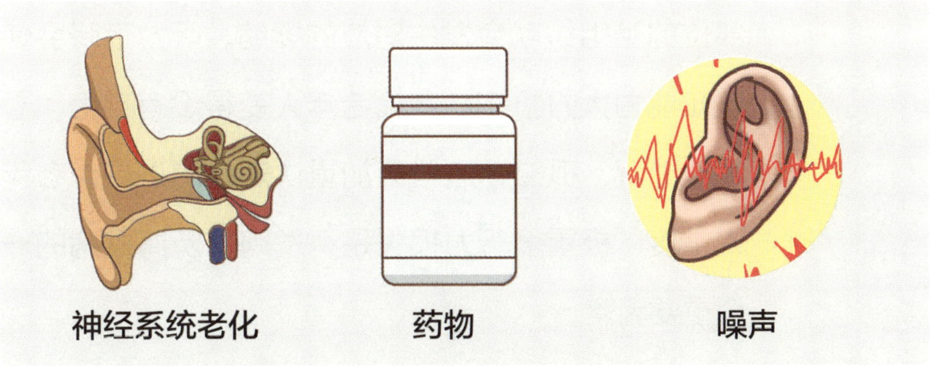

量，是当前环境污染的一个重要因素。噪声越强，接触越久，听力损失就越重，而且恢复很困难；中耳炎引起鼓膜、听骨链病变导致听力下降；心脏血管疾病、糖尿病等能造成耳内血液循环障碍，使听力有不同程度的下降；高血脂饮食会引起内耳动脉粥样硬化，使内耳供血不足引起听力下降。

347 老年人重度、极重度听力损失与阿尔茨海默病有何关联？

第二届世界卫生组织防聋合作中心战略计划会议披露的数据显示，中度、重度听力损失的老年人，其阿尔茨海默病的发病率分别是听力正常老年人的 3 倍和 5 倍。听力损失越严重，患认知障碍的风险也越高。流行病学研究表明，听力每损失 25 分贝，在认知退化上的效果就相当于老了 7 岁。

声音可以帮助我们进行语言交流，分辨空间方位。听力下降带来的听觉通路受抑，减少了对大脑的刺激，正所谓是用进废退，认知症发生时，不同部位的脑组织就会发生对应的萎缩。听力下降会使认知能力大打折扣，会让老年人变得没有自信、恐慌、消沉、孤立，这些会加重认知症的进展。老年人重度、极重度听力损失是诱发阿尔茨海默病的一个重要因素。

348 老年人重度、极重度听力损失与骨质疏松有何关联？

研究表明骨质疏松可能会引起老年人听力下降。骨的退行性变会导致听小骨和耳蜗骨密度降低，听小骨异常会导致传导性听力下降，耳蜗骨质结构的改变可能影响声音转化为电信号，影响听觉器官感受声波。雌激素的下降也会对听力系统造成影响。

349 老年人重度耳聋是否需要植入人工耳蜗？

人工耳蜗是通过言语处理器（人工耳蜗放在体外的部分）把声音直接转化为电信号，直接刺激螺旋神经节和听神经，引起听觉反应；助听器基本上还是依赖于人的听觉器官，只是把声音给放大了。只要耳聋程度达到重度或极重度感音性聋（重度耳聋：听力损失在 61～80 分贝，在耳边大声呼喊可以听到；极重度耳聋：听力损失在 80 分贝以上，在耳边大声呼喊也基本听不到），即老年人重度耳聋指听力损失大于 60 分贝，可以先试着配戴助听器，如果助听器配戴效果不理想或根本没有效果的时候，就可以考虑做人工耳蜗植入。当然，如果老年人之前没有戴过助听器，达到极重度耳聋了，预估用助听器获益有限时，也可以考虑做人工耳蜗植入。

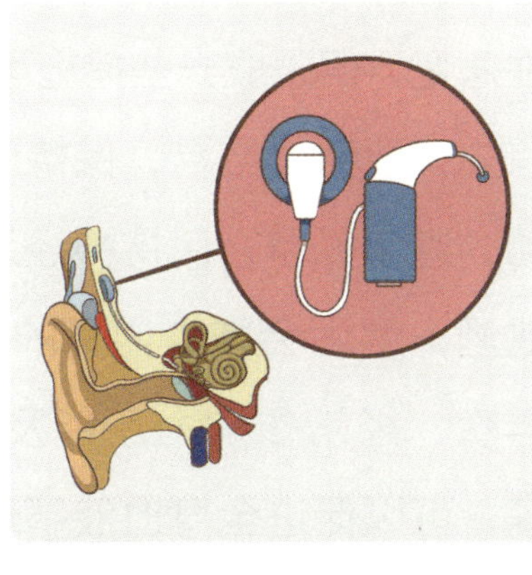

350 老年人听力下降到什么程度才需要配助听器？助听器配单耳还是双耳？

老年人听力下降至中度到极重度，应选用助听器进行听力补偿。听力减退分为 4 级：轻度（26～40 分贝）、中度（41～60 分贝）、重度（61～80 分贝）、极重度（＞80 分贝）。极重度听障患者使用助听器的效果往往较差，可选择人工耳蜗植入，如暂不具备手术条件，仍应选配大功率助听器。根据病变类型，传导性听力损失者若经过药物和手术治疗不能恢复听力，待病情稳定后配戴助听器；感音性听力损失者，若病变时间超过 3 个月，一般难以通过药物等治疗手段恢复听力，可配戴助听器。

对双耳听力减退的老年人，应鼓励双耳验配助听器。确因经济条件限制，可单耳验配，侧别选择应以最大限度地提高老年人的言语识别能力为原则，选择听障病程相对较短或日常惯用耳也是单耳验配侧别选择时应考虑的因素。

351 老年性耳聋能预防吗？

老年性耳聋是人体中枢和外周听觉功能的退行性病变，但采取一些措施可以减缓器官的老化速度。首先，要劳逸结合，保持乐观情绪，多参与社会活动，避免孤僻，保持神经系统的活跃；其次，戒烟戒酒，烟酒会减少内耳的供血，增加耳聋的概率；再次，经常参加力所能及的体育锻炼，如打太极等，可以促进全身血液循环，提高内耳血流量；同时还要积极治疗可引起听力下降的疾病，如糖尿病、高血压、高脂血症等。另外，要科学饮食，合理营养。忌“三高一低”，即高糖、高盐、高胆固醇、低纤维素，日常饮食中应多吃富含锌、铁元素和维生素 D 的食物，可适当多吃些植物油，多吃降血脂的食物。

---

352 老年人耳鸣的常见原因有哪些？

老年人耳鸣比较常见，最主要原因是随着老年人年龄增长，心血管疾病发病概率增高，高血糖、高血脂、高血黏度、血管硬化等基本都会影响内耳的血液供应，进而导致听力损失。老年人的内耳血管管径比较细，在有听力损失的冠心病患者中，耳鸣往往发生在冠心病症状之前；老年吸烟者中耳鸣发病率较高，香烟中的尼古丁会刺激神经系统，引起血管痉挛，使内耳供血不足，导致内耳毛细胞的萎缩和退化。此外，因为老年人生理功能下降，对药物的吸收、代谢和耐受能力等下降，耳毒性药物可以引起耳鸣。城市中的老年人耳鸣发病较早，主要是跟城市噪声密切相关，噪声可以损伤听毛细胞，先出现耳鸣，继而听力下降。

353 老年人缓解耳鸣有什么方法？

老年人耳鸣的缓解要根据程度和发病时间采用不同的方法。如果是短暂性的轻微耳鸣，不必紧张，可以在家里先放松、休息，辅以耳部按摩，看看是否有效果；紧张、疲劳或生气、着急引起的耳鸣，一般通过精神放松、生活规律、适当休息、保持足够的睡眠，多能使耳鸣消除。

老年人耳鸣应该针对不同原因尽早采取不同措施，疾病引起的耳鸣应该去医院请医生诊断病因，才能使耳鸣缓解或消失。有些疾病可以通过手术去除耳鸣的病因，此外常用的治疗药物包括扩张血管药物、解痉药、抗惊厥药、营养神经药物等；其他疗法还有电刺激疗法、生物反馈疗法、利用耳鸣掩蔽器治疗耳鸣和耳部保健按摩疗法等。另外饮食上可以多吃富含铁、锌的食物。

354 老年人耳朵流水怎么办？

老年人耳朵流水最常见的原因是中耳炎发作，即鼓室黏膜的一种炎症。病菌通过鼻咽或穿孔的鼓膜进入鼓室，当人体抵抗力减弱或细菌毒素增强时就产生炎症。急性期治疗不彻底，会转为慢性中耳炎。老年人可以先采取以下措施：使用无菌棉签清理外耳道分泌物，使用 3% 双氧水灌洗患耳，同时尽早请耳鼻喉科医生进行检查和治疗；平时需要积极治疗鼻咽部疾病，以免病菌进入中耳，引发炎症；

有慢性中耳炎者不宜耳内进水；增强体质，减少感冒；忌食辛辣、刺激食物。

还有一种耳朵流水原因是外耳道炎发作，包括湿疹、霉菌性外耳道炎等，表现为耳朵流水、耳朵闷，但中耳并没有发炎，可以请耳鼻喉科医生鉴别诊断，给予对症处理。

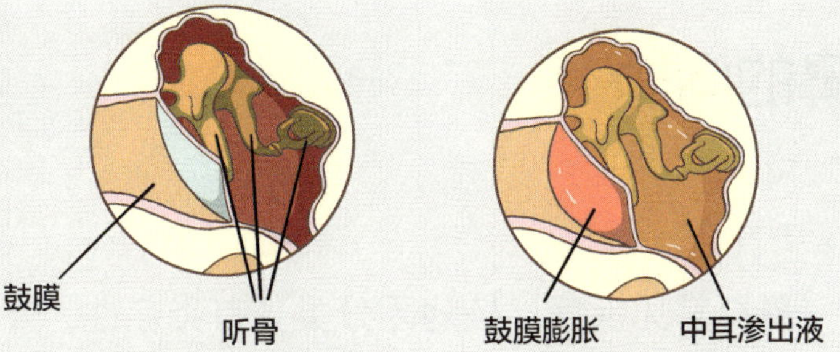

正常中耳结构　　中耳炎中耳结构

---

355 老年人眩晕常见原因有哪些？

老年人眩晕的病因多种多样，常见的是前庭性眩晕，包括良性阵发性位置性眩晕，也叫耳石症，其特征是转换体位时诱发短暂的眩晕发作，眩晕持续时间一般小于 1 分钟，常常反复发作；还有其他前庭性眩晕，如梅尼埃病、前庭神经元炎等。中枢性眩晕包括椎 - 基底动脉供血不足，桥脑、小脑出血及脑干、小脑和四脑室肿物引起的老年人眩晕。眼源性眩晕主要由屈光不正、视力障碍、视网膜黄斑病变和各种先天性眼疾等引起，眼肌麻痹也可诱发。还有全身疾病性眩晕，包括心律失常、高血压、低血压、贫血、甲亢、糖尿病、尿毒症等损伤前庭及中枢造成眩晕。其他还包括精神性眩晕及药物性眩晕等。

第二节　鼻的问题

356 老年人鼻部最常见疾病有哪些？

鼻科常见疾病，按病因分类，有炎症性、外伤性、肿瘤性、变态反应性及先天性疾病等；按病变部位又可分为外鼻、鼻腔和鼻窦等处的疾病；按病变性质分为功能性、器质性疾病。还有些鼻部病变是全身性疾病的一部分，比如自身免疫病、淋巴瘤、转移肿瘤，还有些是邻近器官病变累及鼻部，比如眼眶蜂窝织炎累及鼻窦。

具体鼻部常见病主要包括急性鼻炎、慢性鼻炎（单纯性鼻炎、肥厚性鼻炎）、变态反应性鼻炎（又称过敏性鼻炎）、药物性鼻炎、萎缩性鼻炎、干酪性鼻炎、血管运动性鼻炎；急、慢性鼻窦炎（单一窦腔或多个窦腔）及其并发症，鼻息肉，鼻囊肿（包括鼻前庭、鼻腔及鼻窦），鼻外伤，鼻出血，鼻腔鼻窦各种良、恶性肿瘤（如血管瘤、内翻性乳头状瘤、恶性肉芽肿、恶性淋巴瘤等）。此外还有鼻中隔偏曲、穿孔，鼻腔异物，鼻畸形等。

---

357 老年人鼻窦炎常见症状有哪些？

老年人鼻窦炎常见症状包括全身症状和局部症状。全身症状如急性鼻窦炎发作时出现畏寒发热、周身不适、精神不振、食欲减退、呕吐和腹泻等症状。局部症状包括患侧持续性鼻塞，鼻内有较多的黏脓性或脓性分泌物擤出，伴随鼻部疼痛和较剧烈的头痛，前组鼻窦头痛多在前额、内眦及面颊部，后组鼻窦头痛多在头顶部、后枕部；同时会出现患

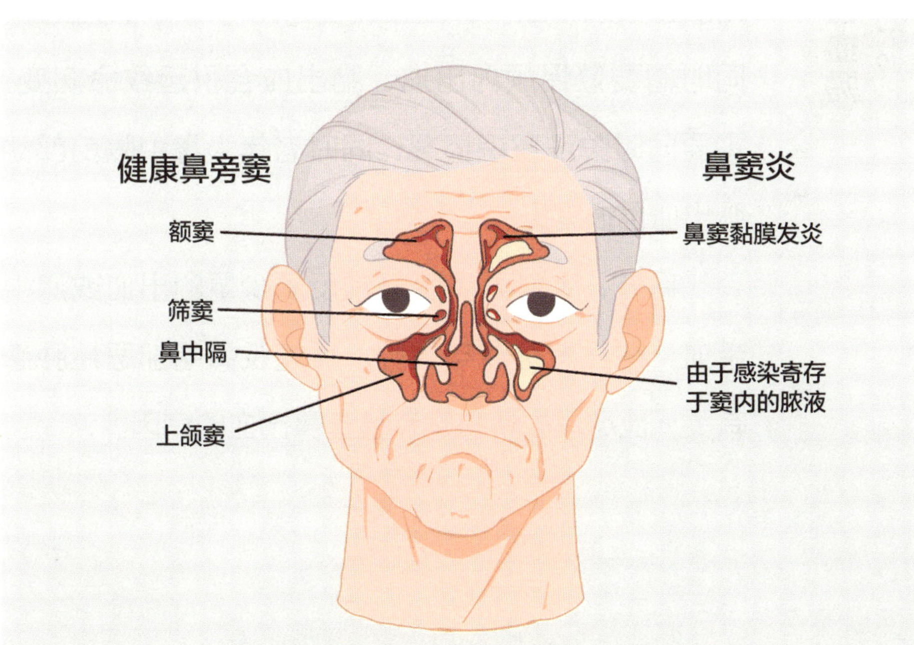

侧嗅觉下降。老年人因为受年龄和生理变化的影响，新陈代谢缓慢、血管硬化、鼻纤毛功能活动减退等，在患有慢性鼻炎、鼻窦炎时，鼻甲水肿有时明显，有时还可转变为鼻甲息肉样变，老年人黏膜的屏障作用减弱，体液免疫、细胞免疫功能和炎性应激反应均降低，所以鼻窦炎比较容易复发。

---

358 老年人鼻出血需警惕哪些情况？

老年人的鼻出血最常见是高血压引起的，老年高血压患者鼻腔血管脆性增加，尤其是鼻腔后部有静脉丛，长期高血压使鼻腔静脉系统处于淤血及扩张状态，经常受血液冲击，血压波动时鼻腔血管就易发生破裂出血。鼻出血止住的同时需要控制血压，同时需要警惕颅内出血，脑出血会引起致命病变，需要同时关注意识情况；同时老年人鼻中隔前部动脉出血也很常见。

另外，老年人鼻腔经常反复少量的出血或涕中带血，往往有可能与鼻腔、鼻窦及鼻咽部恶性肿瘤有关，应尽早去耳鼻喉科检查鼻出血的病因。

359 老年人鼻窦肿瘤有哪些表现？

老年人由于神经功能退化，对疾病反应较为迟钝。鼻窦肿瘤常会出现以下表现，需要警惕。①鼻塞：鼻塞开始多为单侧，随着肿瘤的不断增大，就会出现双侧鼻塞。鼻炎的鼻塞呈交替性，与体位有关，恶性肿瘤引起的鼻塞与体位无关，且多呈进行性和持续性。②鼻出血：如果发现鼻涕中带少许血或少量的脓血且有特殊气味，应首先想到可能是恶性肿瘤。③出现邻近器官受侵犯的症状：鼻腔肿瘤使鼻背隆起变形；上颌窦肿瘤可引起面颊部隆起，出现面部麻木、磨牙疼痛或松动、张口困难等症状；筛窦肿瘤可使眼球移位、复视或视力减退；蝶窦肿瘤可有枕部持续疼痛或三叉神经痛、面部肌肉痉挛。近期突然嗅觉丧失也需要警惕。

360 老年人过敏性鼻炎有哪些表现？怎样预防？

老年人过敏性鼻炎最常见的症状包括鼻塞，打喷嚏，流清水鼻涕，鼻痒、咽痒、眼睛痒等，这些症状在中重度过敏性鼻炎时出现，还有些轻度的仅仅是吃饭或开空调时出现流清水鼻涕，没有上述其他症状，还有些重度过敏性鼻炎会出现咳嗽、哮喘等气管和肺部并发症状。

预防措施如下。①远离变应原：日常生活中尽量不接触变应原，包括春秋季的花粉、草籽，家里注意消灭尘螨等。②增强免疫力：日常生活中应注意锻炼身体，多晒太阳，增加营养，增强自身免疫力，这样可以有效抵抗外来病原体的入侵。③保护好鼻腔：鼻子是发病的主要部位，要注意保暖，鼻腔对温度变化非常敏感，冬天出门应戴口罩，可以防止鼻子受到冷空气的刺激，同时还可以保持口鼻的温暖湿润。

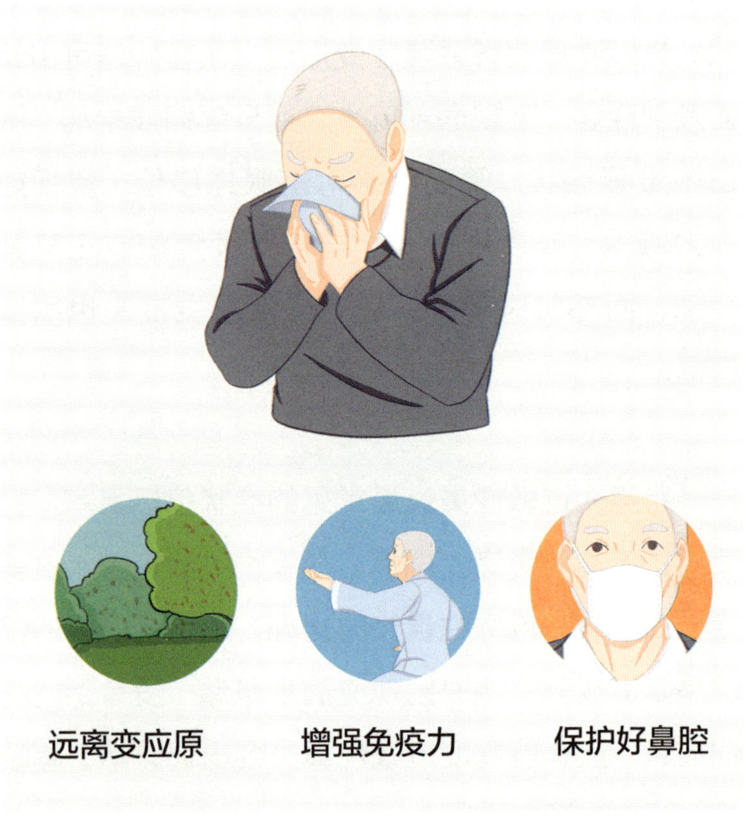

第三节　喉的问题

361 老年人不明原因嗓子嘶哑应警惕哪些疾病？

老年人随着年龄增长，声带肌肉慢慢萎缩，声音会变得嘶哑和低沉，如果老年人突然声音嘶哑，应该警惕以下疾病。

（1）声带息肉：良性病变，需要耳鼻喉科的纤维喉镜检查来诊断，一旦确诊需通过手术方式切除。

（2）胃食管反流导致的喉炎：同时伴有咳嗽、咽喉异物感，可以药物治疗，如果未治疗可引起喉部肉芽肿，有增加患食管癌的风险。

（3）脑卒中：脑出血或脑梗死会损害大脑中枢神经，语言中枢会受到影响，使得老年人声音变得嘶哑，喉咙有明显的不适感，甚至出现说话困难的情况。

（4）甲状腺肿瘤或喉癌：老年人声音嘶哑超过3周，同时伴有吞咽困难和疼痛、痰中带血丝、进食呛咳，应及早去医院做超声和纤维喉镜检查，排除甲状腺肿瘤或喉癌。

362 老年人吞咽困难常见原因有哪些？

老年人出现吞咽困难的常见原因有以下几种。

（1）生理性：老年人的咽喉黏膜衰退，唾液腺分泌减少，咽喉部神经感觉反应不敏感，咀嚼能力下降，导致吞咽困难。

（2）异物：老年人容易将食物中的骨头、鱼刺等误咽下去，甚至使用义齿吃饭时，义齿钩子损坏导致义齿脱落，义齿和食物一起咽下去，就会卡在咽喉部，出现吞咽困难。

（3）脑卒中：脑出血或脑梗死时影响吞咽中枢功能，导致吞咽困难。

（4）炎症：老年人免疫力较差，咽喉、食管容易受到感染，黏膜充血、肿胀、疼痛导致吞咽困难。

（5）肿瘤：如喉癌、舌癌、口腔癌、扁桃体癌、食管癌等容易引起吞咽困难，其中，食管癌是导致老年人吞咽困难的主要原因，早期症状为吞咽困难，到了晚期吃流食、喝水也变得十分困难。

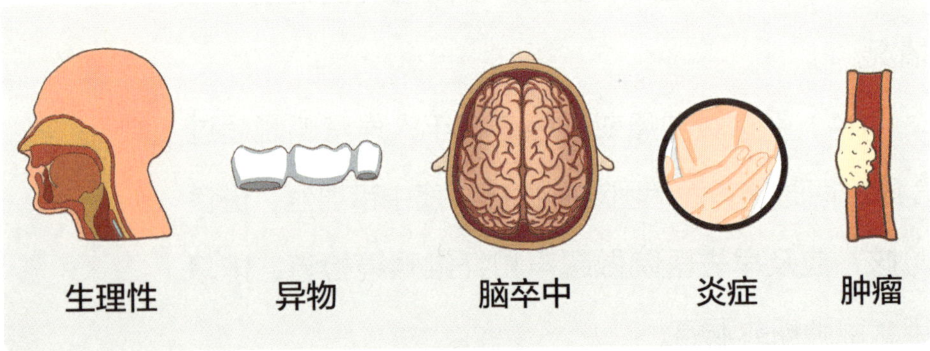

363 老年人食管异物常见原因有哪些？如何预防？

老年人咀嚼功能较差，咽喉神经反射减弱，食管口较松弛，加上牙齿容易脱落，进食匆忙或注意力不集中，容易发生食管异物。最常见的异物有枣核、骨头、鱼刺、义齿等，食管异物会引起吞咽困难、吞咽疼痛，还可引起食管穿孔、纵隔气肿、食管周围炎、纵隔炎、大血管溃破与气管食管瘘等并发症。

老年人预防措施：建议在吃饭的时候细嚼慢咽，吃有鱼刺和果核食物，不要饭菜同咽；定期检查义齿避免脱落；吃东西时不要讲话，更不能高声谈笑；怀疑异物卡在食管后，应该立即停止进食水，切忌强行采用吞咽饭团、馒头、韭菜的方式，企图将异物推下，以免加重损伤，甚至出现并发症，增加手术难度，应立即就医，及时取出异物。

364 老年人产生咽喉异物感的原因有哪些？

老年人产生咽喉异物感的原因较多，最常见的是慢性咽炎，反复“感冒”或“扁桃体发炎”可造成咽喉有痰或异物感。其他常见的原因包括：①长期鼻炎鼻涕倒流刺激咽喉，脓性分泌物会破坏咽喉表面细胞的纤毛活动引起异物感。②胃酸反流烧灼咽喉：如果睡前暴饮暴食，酸性胃液会反流而上，烧灼食管及咽喉，老年人晨起会有咽喉异物感。其他需要注意的是少喝酒，少食辛辣及刺激性食物，要经常刷牙及漱口。老年人本身唾液分泌不足，讲话时应多补充水分。有些老年人还没有放手工作，如果工作压力大、情绪紧张、睡眠障碍，会因为压力或过度紧张引起咽喉部肌肉紧绷造成咽喉异物感。最后，非常重要的一点是咽喉肿瘤等疾病也会引起异物感，需要尽早去医院行纤维喉镜检查。

---

365 慢性咽炎需要治疗吗？

老年人患慢性咽炎不是一种大病，但特点就是治愈难、反复发作，有些患者甚至会持续几十年，因此担心疾病会出现癌变，其实慢性咽炎不会转化为癌症，但是会给患者带来很多不适感。如果症状不严重可以自己在家调理，保持室内合适的温度和湿度，空气新鲜。注意口腔卫生，坚持早晚及饭后刷牙。保持心情舒畅，避免烦恼郁闷。宜吃清淡和酸、甘味具有滋阴作用的食物，如水果、新鲜蔬菜等。合理安排生活，减少烟酒和粉尘刺激，还需加强身体锻炼，增强体质。

慢性咽炎急性发作时会出现咽痛，可以对症给予清热去火的中成药或者局部喷雾剂，但不必长期使用。

（王　斌）

第十八章 | 老年人常见的口腔问题

366 哪些坏习惯正毁掉老年人的牙？

今天累了，就不刷牙了。

瞧他的牙齿多好，都能开啤酒瓶盖。

她就爱吃干果，特别是榛子和铁蚕豆。

活动义齿戴着真麻烦，晚上睡觉就不拿下来了。

以上这些都不是好的习惯，会毁掉老年人的牙。珍惜我们的牙齿就是爱护自己的健康！

牙痛，先吃药扛一扛吧。

牙上有个小黑点，不着急，等有空了再看。

刷牙出血好多啊，先用止血的牙膏使劲刷刷牙。

牙有点松，暂时先不拿这边咬吧。

哟，掉了一颗牙，不着急，过段时间再去镶牙吧。

嘴里的溃疡俩月都没好，用点药凑合凑合吧。

谁都怕看牙！为什么？怕疼呗！但是，治什么病都要趁早，看牙也不例外。一旦出现上述情况，要尽快去看牙医哟！

367 牙齿咬劈了怎么办？

很多人就喜欢吃硬东西，比如花生、松子和榛子等干果，北方人爱吃小枣粽子。一旦牙齿咬到硬物，劈了，怎么办？

这就需要尽快去口腔科检查。就诊前，先不要用受伤的牙齿咬东西。向牙医仔细描述受伤牙齿的表现，例如吃凉的、热的，待着的时候，牙齿是否疼痛。刷牙时，这个牙是否有感觉。牙医会仔细检查牙齿是否有裂纹或缺损，缺损面积多大。用器械敲一敲，推测一下牙根是否有炎症。必要时再拍个X线片。

如果牙齿缺损不严重，牙医把牙齿修补一下即可。

如果牙齿缺损严重，需要把牙齿劈裂活动部分拔掉，剩下结实部分“杀神经”，做根管治疗。最后，做个牙冠保护起来。

当然，在治疗结束前，不要使用该牙。但是，认真刷这颗牙还是有必要的。

368 为什么不要做老年挑食族？

很多老年人因为牙齿不好，不能咀嚼稍微硬一点的食物，光挑好嚼的食物吃；同时，做饭的时候，会把菜煮得很烂，这种习惯对老年人身体健康并不好。

如果蔬菜蒸煮的时间过长，确实容易咀嚼，但同时很多营养物质也会被破坏，比如维生素和叶酸。最直接的危害就是容易贫血，而贫血会造成老年人免疫功能下降，容易得其他疾病。所以尽量吃各种食物，不容易咀嚼的食物可以切碎一些，或做成饺子、加入面饼中等。

---

369 老年人如何防止“老掉牙”？

很多人以为老年人的牙齿脱落是一种自然现象，事实并非如此。造成老年人牙齿脱落的主要原因是牙周炎。牙周炎是指维持牙齿稳定的组织受到破坏，出现牙龈退缩、牙周袋形成和牙槽骨吸收。若不及时治疗，会缓慢加重，直至牙齿松动脱落。

预防老掉牙，可以从以下方面做起，力争到 80 岁还能拥有 20 颗能发挥功能的牙齿。

（1）选用刷毛偏软的牙刷和含氟牙膏刷牙。每日早晚各刷 1 次，每次至少 3 分钟。也可以额外再使用牙线或冲牙器。

（2）建议每半年至一年洗一次牙。对于牙龈下也有牙石的人来说，单纯地洗牙不能解决问题，还应进行龈下刮治。

（3）牙齿出现问题尽快看牙医。

（4）爱惜牙齿，不要用牙开瓶盖和啃食过硬的食物等。

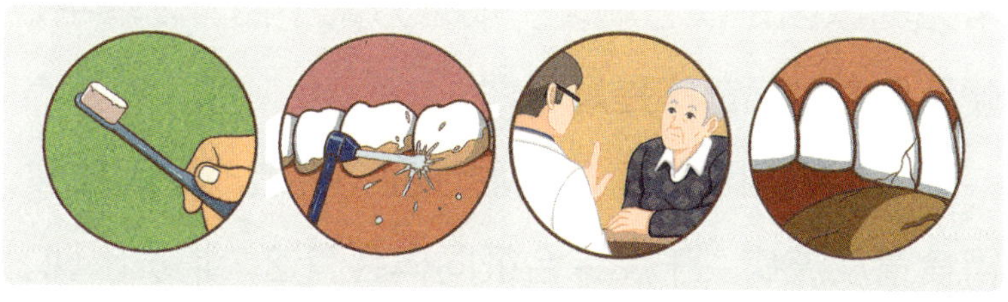

370 老年人牙齿松动为什么会『传染』？与糖尿病有关系吗？

经常有老年人来看牙的时候抱怨说，为什么牙齿越来越松呢？怎么退休前一个牙都没掉，退休后每几个月都要掉一颗牙呢？这都“传染”？

这可能是因为老年人患有龋齿和牙周炎，没有及时治疗造成的。

小洞不补，大洞遭殃。龋齿，俗叫虫牙，如果不及时充填，会造成牙齿缺损越来越大，最终不得不拔除。拔掉一个坏牙，剩余牙齿就得分担咀嚼力量，久而久之牙齿坏得更多，松得更快！

牙周炎，更是潜移默化。一开始只是牙龈出血，不及时治疗，牙齿就慢慢越来越松动。如果老年人有糖尿病而且血糖控制不佳，更会加速牙周炎的进展，牙齿松动更快！

所以要定期检查牙齿，及时尽早治疗才是上策。

371 老年人牙齿发酸、敏感的原因是什么？该怎么缓解？

最常见的原因是牙齿磨耗，出现牙本质敏感症。随着年龄的增长，牙体硬组织在正常咀嚼过程中缓慢减少，遇冷热酸甜特别是吃饭时会有酸痛感。

牙颈部出现楔状缺损，也会出现牙齿敏感。最常见的原因是横着刷牙。刷牙方式不当、牙刷毛过硬及用力过猛都不是好习惯。

长期喝甜饮料形成的酸蚀症，会造成牙齿发酸。胃食管反流病、干燥综合征同样会有这个情况出现。

慢性牙周炎会造成牙龈退缩、牙根暴露，老年人也会觉得牙齿敏感。

针对不同情况，需要及早因病施治。改良刷牙方式，修补缺损的牙齿，少咬硬物，少吃含糖饮料和蛋糕等，吃完以后尽快漱口，但勿立刻刷牙。患有慢性牙周炎的患者，要定期洗牙，完善牙周系统的治疗。

---

372 老年人吃饭老塞牙怎么办？

老年人经常抱怨，现在真是老了，怎么吃啥塞啥？

塞牙的术语叫食物嵌塞，指在咀嚼过程中，由于咬合或牙龈退缩，导致食物楔入牙齿间隙的现象。食物嵌入牙间隙后直接压迫牙龈引起疼痛，留存食物经过细菌发酵腐败后会散发异味引起口臭，细菌代谢产物会造成口腔疾病，形成牙龈炎、牙周炎、牙齿颈部龋和根面龋。

对于不同原因造成塞牙的情况，需要明确诊断，对症治疗。龋齿造成牙齿缺损形成塞牙，需要及时修补龋齿。牙周炎造成牙齿扭转移位、两牙间缝隙变大，需要系统治疗牙周炎。牙齿磨耗过重，形成了小斜面和尖陡牙尖时，需要磨除调整，并及时修复填补缺牙。

所以，老年人吃饭塞牙的话，需要及时到口腔科进行诊治，以免形成更严重的危害。

373 老年人是否需要经常用漱口水？

很多老年人怕刷牙不彻底，喜欢长期使用漱口水，而且会跟换用牙膏一样，经常更换漱口水品种。

出现急性炎症的时候可以考虑使用漱口水。漱口水确实有改善口气、去除容易被清除的食物残渣和软垢的作用，但无法彻底清除牙齿上的菌斑和细小缝隙中的残留食物。一般医院开具的处方类漱口水都含有消炎抑菌的成分，在没有不舒服的时候不能长期使用，否则会打乱口腔内的菌群平衡。超市里的漱口水，有的含有酒精，含漱时会有刺痛感，长期使用还会出现口干。想要把口腔和牙齿清洁得足够干净，关键在于刷牙过程中的物理摩擦。漱口水没有这个作用，去除菌斑的能力有限，所以不能替代刷牙。如果想要保持口腔健康，需要好好刷牙，使用牙线和冲牙器。

374 老年人失牙为什么需要及时修复？

老年人失牙后，不仅影响美观，降低咀嚼效率，还会影响语言表达。同时，缺失牙部位长时间得不到食物等咀嚼功能刺激，周围的骨头吸收也会加快，造成面部肌肉萎缩，会使人更显苍老。另外，长期缺牙也会导致旁边的牙齿倾斜，对面的牙过度伸长，出现塞牙、冷热敏感、龋齿和咬合问题。

老年人缺失牙齿后，进食的食物种类和数量都相应减少，营养摄入减低，咀嚼不充分，会给胃肠道增加很多负担，由此造成或加重其他系统疾病。因此，老年人失牙及时修复是很有必要的。

---

375 老年人该怎么选择义齿？

目前常见的镶牙方式有 3 种：种植牙、固定义齿和活动义齿。

首选种植牙，但需要老年人很好地配合医生。老年人常患有多种慢性病，如高血压、糖尿病和心脏病，只要疾病控制良好，身体能够耐受手术，也是可以种植牙的。但种植牙治疗周期较长，费用也较高。

如果老年人缺失牙齿较少，只有一至两颗牙齿缺失，缺牙前后的真牙情况较好，没有松动或严重的骨吸收情况，可以选择固定义齿修复。

若牙齿缺失多，剩余牙条件差，建议镶活动义齿。活动义齿虽然佩戴不方便，夜间睡前还需要取下，但能适用于绝大部分人，是最常见的镶牙方法。

老年人由于口腔和全身健康状况不同，需要具体情况具体分析，建议到正规口腔诊疗机构镶牙。

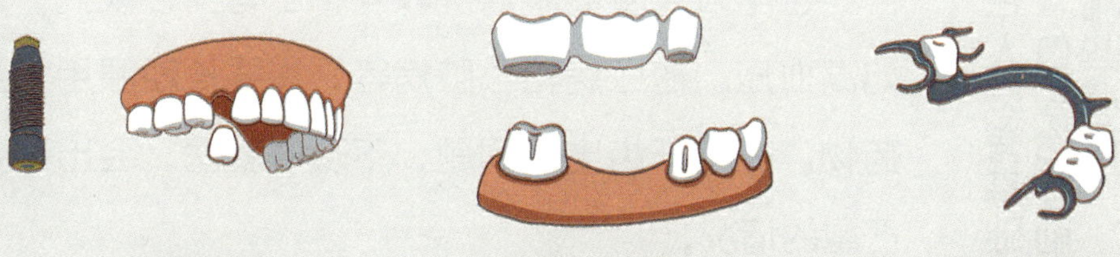

种植牙　　固定义齿　　活动义齿

376 戴活动义齿的注意事项有哪些？活动义齿应当如何保养？

佩戴新镶的活动义齿时，初期会有异物感，出现言语不清等现象，1～2 周后即可改善。佩戴方法可以向牙医学习，不能用力推压或用牙咬戴。可以先尝试吃软食，适应后再吃正常食物。不要咬过硬或黏性食物。

饭后把活动义齿摘下，刷洗干净再戴上。睡觉时不要佩戴，可以浸没在冷水里。不能用开水洗烫或酒精浸泡。

戴着活动义齿吃饭，如果牙龈有压痛，可找牙医就诊，切勿自行修理。复诊前两小时戴上活动义齿，这样便于牙医查明原因对症治疗。

不能长期闲置活动义齿，否则口腔组织会有改变，造成义齿不能戴入而不得不重新制作。

义齿佩戴几年后，如果有过松动、压痛的情况，不要勉强使用，可以寻求牙医帮助。活动义齿一般使用七八年应重新配制。

377 老年人患有基础疾病，口腔治疗前应做哪些准备？

首先，看牙之前一定要吃饭！长期使用的药物也不能自行停药！

老年人大多健康情况较差，患有多种疾病，例如高血压、糖尿病和心脏病等，需要长期服用大量药物。一旦牙齿出现问题，不及时就医，会出现更严重的情况。

所以老年人要休息好，吃饱了再去看牙，还可以带着以往的病历，把用药的清单罗列一下，一起带给牙医。

有的老年人因为心脑血管疾病，长期口服抗凝药，拔牙之前可能需要停药，这需要与心脏内科或神经内科医生协商后再行决定。千万不能自行停药，可能会出现较大的危险。还有部分老年女性使用过双膦酸盐，也需要跟牙医及时沟通。

---

378 卧床老年人如何做口腔护理？

患病老年人长期卧床，肢体运动欠佳，日常生活能力逐渐减退，甚至不能一天刷一次牙，很容易出现口腔疾病，所以重在预防。

一天早晚各刷一次牙是很有必要的。牙刷牙膏蘸水后直接刷牙，同时使用购买的负压吸引器吸取唾液。刷牙结束后，用大的不带针头的冲洗器冲洗一下口腔。

少吃甜食，减少进食次数也是有帮助的。一天三顿饭，尽量不要加餐。如果需要加餐，吃完再冲洗一下口腔。

有的老年人习惯用漱口水护理，这不能替代刷牙。有些漱口水含有药物成分，更不能长期使用，否则会造成口腔菌群紊乱而致病。

护理人员还可以购买牙线和冲牙器，戴着手套帮助卧床老年人剔牙，睡前用冲牙器彻底冲洗牙齿，负压吸引器吸取废水。

379 老年人口腔反复长溃疡怎么办？

口腔溃疡俗称"口疮"，是一种发生于口腔黏膜的溃疡性病损，一般 1～2 周可自行愈合。溃疡呈圆形或椭圆形，边界清楚，位置不固定。良性的口腔溃疡反复发作怎么办呢？医院和药店里有很多治疗口腔溃疡的药，大部分按照说明使用，能促进溃疡尽快愈合。此外，日常生活中注意口腔卫生，早晚正确刷牙，饭后及时漱口。清淡饮食，多吃富含维生素的蔬菜、水果，补充含锌食物；坚持适度锻炼，保持心情愉快、睡眠充足。都有助于口腔溃疡和愈合。

如果溃疡长时间不愈合，且创面大而深，就需要额外注意。例如，单个的溃疡总是不愈合，一个月了面积也没有变小；溃疡的形状不规则，底部凹凸不平，摸起来发硬。这种情况就需要立刻重视起来，到医院进行检查。

380 下颌关节不舒服怎么办？

下颌关节，学名叫颞下颌关节，是颌面部唯一能活动的关节，它的体积与手指关节差不多，能帮助咀嚼、语言表达和表情活动。

下颌关节不舒服通常会出现三大主要症状：疼痛、弹响杂音和运动异常。开闭口或咀嚼运动时疼痛，出现弹响和杂音，甚至张口困难、卡住张不开嘴等，还会出现头痛、耳闷或耳鸣。

下颌关节不舒服，首先需要少张口，热敷，还可以口服镇痛药物减轻疼痛、恢复功能。到医院治疗的话，可以戴用不同类型的牙垫，对关节腔进行打针封闭。极个别患者还需要手术治疗。

总体来说，需要到正规医疗机构针对不同情况进行个性化治疗，慢慢恢复功能、提高生活质量，舒舒服服张嘴，开开心心吃饭！

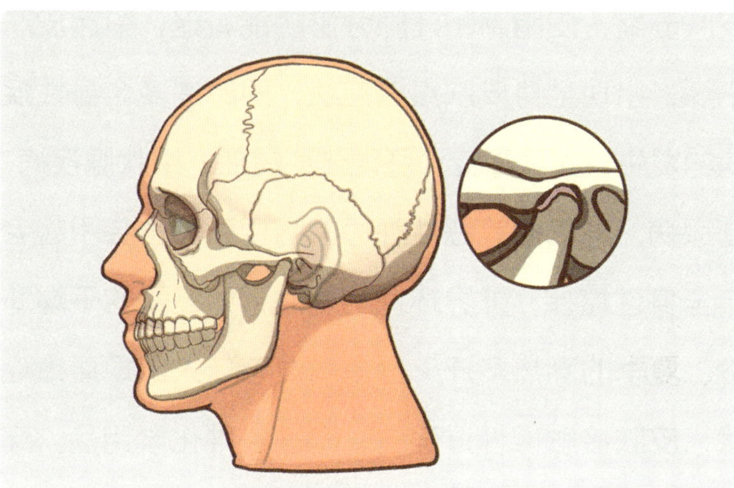

（金建秋）

第十九章 | 老年人常见的皮肤问题

381 老年皮肤瘙痒是一种病吗？原因有哪些？

老年皮肤瘙痒算是一种病，临床上称为瘙痒症，涉及的原因有很多种。老年人由于生理性原因出现皮肤萎缩、皮脂腺和汗腺分泌功能减退，引起皮肤干燥，出现全身皮肤瘙痒症状；同时许多全身性疾病的发生，如尿毒症、肝硬化、贫血、甲状腺疾病、糖尿病、淋巴瘤等恶性肿瘤、脑梗死等也会引起老年全身性瘙痒；外界环境的刺激，如冬季的干燥寒冷、夏季的潮热多汗，也会诱发老年人出现瘙痒症状；皮肤接触碱性过强的肥皂、各种化学用品，穿着化纤、毛织品，甚至进食辛辣刺激性食物，也会引起和加重老年人的全身瘙痒。除了上述原因，局部的感染刺激也会引起局部瘙痒，如肛门瘙痒多与前列腺炎、肛瘘、痔疮等有关，阴囊瘙痒与多汗、摩擦、股癣等有关，女性外阴瘙痒与绝经、阴道滴虫病、糖尿病和宫颈癌等有关。

382 如何解决老年皮肤瘙痒问题？

老年皮肤瘙痒问题首先考虑从引起瘙痒的病因进行分析解决，对于有明显诱发因素的疾病，要积极治疗原发性疾病，如胆汁性肝硬化、乙肝、尿毒症、糖尿病、甲状腺疾病等，通过对原发性疾病的治疗，能够缓解老年皮肤的瘙痒症状；局部或全身的皮肤护理对于缓解瘙痒也有一定作用，如老年人由于皮脂腺功能减退、皮肤干燥，生活中要注意使用具有保湿功能的护肤品；避免过热的水洗澡、避免过度搓洗，同时使用一些低 pH 的清洁用品等；全身瘙痒且症状明显时，可以通过外用糖皮质激素类或薄荷脑、龙珠软膏等，口服抗组胺药物、维生素 C、钙剂、中药等治疗，长波紫外线、中波紫外线和光化学疗法对尿毒症、胆汁淤积性等引起的皮肤瘙痒也有显著效果。

383 老年人为什么易患带状疱疹？

带状疱疹是由水痘－带状疱疹病毒引起的病毒感染性皮肤病，俗称“串腰龙”“缠腰火丹”。老年人容易得带状疱疹，还要从病毒的感染途径和状况说起。病毒感染人体后，会潜伏于脊髓的神经元中，在各种诱发刺激的作用下，潜伏的病毒再次激活、生长繁殖，使受侵犯的神经节发炎坏死，产生神经痛，同时再次活动的病毒也会移动到皮肤，产生神经节段性红斑、水疱；病毒容易侵犯免疫力低下的人群，例如老年人。如果老年人因治疗疾病的需要服用糖皮质激素、化疗、免疫抑制剂等药物，发病的概率更大大增加。

384 老年人如何早期识别带状疱疹？

带状疱疹在临床上多突然发生，以沿神经带状、集簇分布的水疱、疼痛明显为表现。早期一般会有轻度发热、疲乏无力、全身不适、食欲不振等表现，皮肤局部会有热感、疼痛等前驱症状；个别情况下，皮肤没有变化，仅仅出现疼痛症状，常常以胸痛、腹痛、头痛等作为发病症状，很难甄别，这种情况易与心绞痛、溃疡病、肾绞痛、阑尾炎、肋肌痛等内脏系统疾病相混淆，建议及时、尽早就医检查。

385 老年人患带状疱疹还会引起哪些伤害？

老年人患带状疱疹，皮肤可以见到红斑和成群出现的水疱，还可以因为皮损坏死而遗留难愈的瘢痕；同时神经痛是带状疱疹的特征之一，老年人由于老年体弱，疼痛剧烈甚至难以忍受，病程也相对长，一般持续 3～4 周，更有一些老年人，在皮损完全消退后，在很长的一段时间仍遗留神经痛，可能持续数月甚至数年之久。

386 老年斑是怎么回事？

老年斑又名脂溢性角化病，是皮肤角质形成细胞成熟迟缓所致的一种良性表皮内肿瘤，是一种皮肤的退行性病变，与自然老化、日光照射、遗传等因素有关。

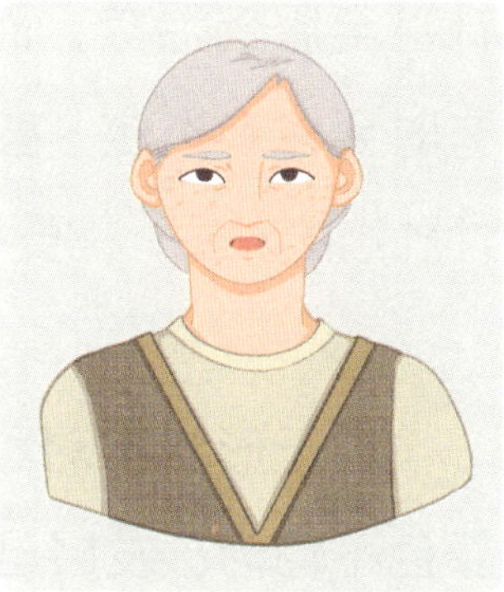

387 老年斑能预防吗？

老年斑的形成原因尚不明确，完全彻底预防有一定困难。但是老年斑的形成跟日光损伤、摩擦刺激等因素有关，因此避免暴露部位的强烈日光照射、局部的外伤和反复摩擦刺激，对于缓解老年斑的形成有一定帮助。

388 老年斑会发展成皮肤癌吗？

老年斑不会发展成皮肤癌。但老年斑有时不容易与基底细胞癌、鳞状细胞癌、恶性黑色素瘤鉴别，常会出现把这些恶性皮肤肿瘤的早期皮肤表现误以为老年斑的情况。

389 老年人皮肤上色斑多，有哪些是健康隐患？

老年人皮肤上色斑可能由很多病因造成，首先需要甄别是哪种问题。由于皮肤老化等原因造成的老年斑、色素异常造成的色素痣等不需要治疗，仅仅会带来美观问题；由于病毒感染造成的扁平疣，会由于搔抓等造成自身感染，建议激光、冷冻、火针甚至服药治疗；而一些迅速增多、增大的色斑，有时会伴有炎症，甚至破溃出血，不排除是皮肤恶性肿瘤的发生，需要尽早就医，明确诊断并治疗。

390 什么样的痣容易癌变？

对于形状不对称、边界不清楚、边缘不光滑、颜色不均匀、发展迅速、容易破溃和出血的“痣”，要引起注意，防止癌变。一般良性痣的直径 < 3 毫米，对于直径大于 1.5 厘米的损害应该加以注意。

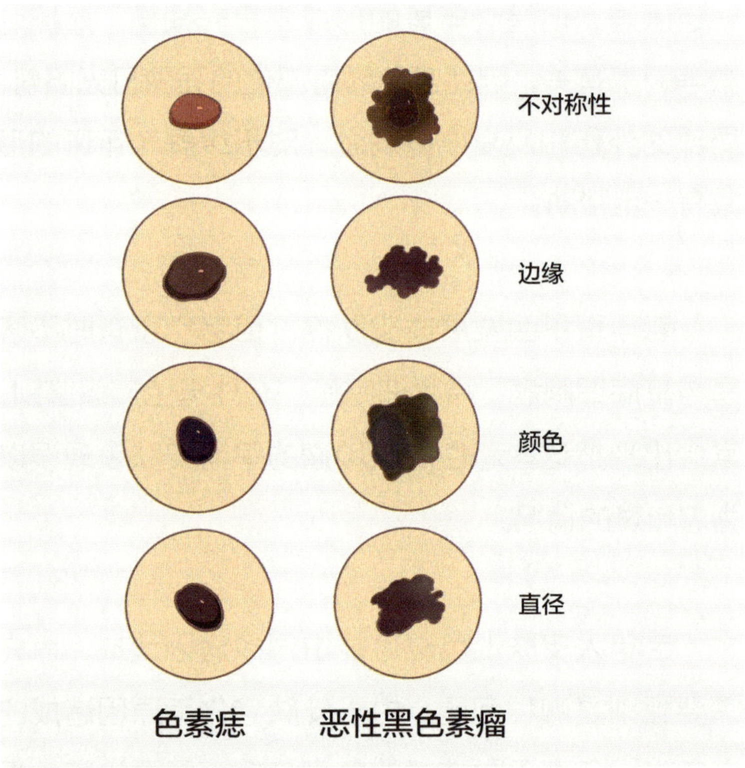

（于　彬）

第二十章 | 老年女性常见的妇科问题

391 为什么说『更年期不是病，更年期要防病』？

更年期是女性从成年期进入老年期所必须经历的一个生理阶段，也是妇女从生殖功能旺盛状态过渡到非生殖期的年龄阶段，它与儿童期、青春期、生育期一样，只是女性一生中的一个阶段，是一个自然而然的过程，而不是一种疾病。在这个过程中，伴随着女性卵巢功能的下降，这一阶段的女性可能会出现一些有代表性的症状，比如月经紊乱、血管舒缩功能障碍（潮热出汗）、神经精神症状（烦躁易怒、失眠等）等更年期表现，这些都是“卵巢退休”造成雌激素降低引起的。同时，更年期也是很多慢性病的起始阶段，比如骨质疏松症、心血管疾病和阿尔茨海默病等。因此，有意识地在这个生理阶段加强对自身健康的认识，并积极应对以减轻症状，尽可能减少慢性病的发生或延缓其发展速度，是“更年期防病”的意义所在。

392 更年期综合征与哪些因素有关？

更年期综合征指妇女在更年期出现的一系列躯体及精神心理症状，包括月经紊乱、潮热、出汗、心悸、失眠、情绪低落、易激动、易怒等。受更年期症状困扰的女性在同年龄组占比高达 70% 以上，与遗传因素、健康状况、家庭环境、经济条件、工作压力、自我预期、情感困扰、生活习惯及饮食结构等很多因素相关。很多社会因素会影响更年期症状的发生及严重程度，比如在中国，更年期阶段的女性大多为工作中的“中流砥柱”，处于生活中的“上有老，下有小”阶段，其压力和负担可想而知，其更年期症状发生率高也就不难理解了。

393 老年妇女绝经后阴道异常出血主要有什么原因？

绝经是一个回顾性诊断，即末次月经后停经满一年才能诊断绝经，在此之后出现的阴道出血都应该重视，无论量多少、有无伴随症状，而且不要等到血净再就诊，以免难以鉴别血尿、阴道出血和便血。常见的原因包括外阴病变、老年性阴道炎、宫颈病变、子宫内膜息肉、宫内避孕环、子宫内膜增生性疾病及子宫内膜癌、分泌雌激素的卵巢肿瘤、服用抗凝药、保健食品不当应用等。很多老年女性认为绝经后就不必进行妇科体检了，甚至有人认为绝经后阴道出血是一种青春再现，这是非常错误的，切记，“该来的就该来，该走的就该走”，如若不然，必须就医。

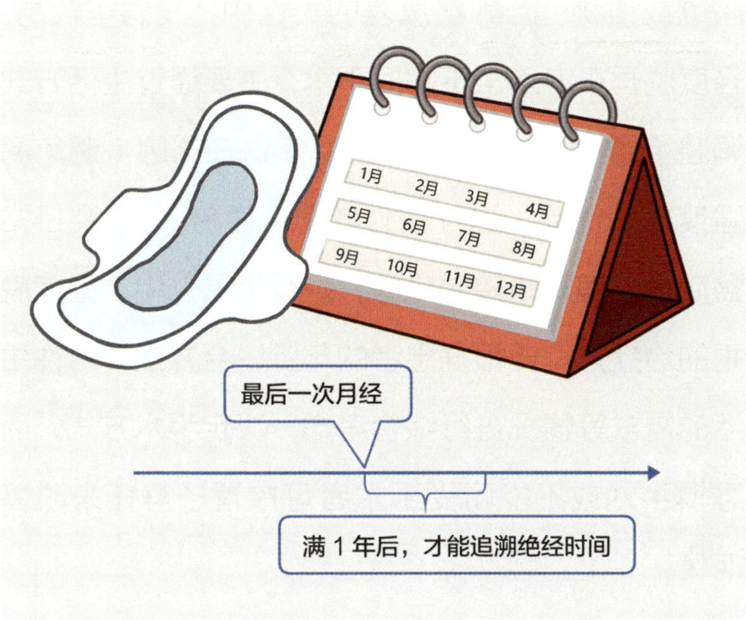

---

394 老年女性可以自己补充雌激素吗？

不可以。雌激素是非常明确的处方药，有非常复杂的适应证、禁忌证和慎用情况，需要由医生来决定哪些老年女性需要用、可以用、如何用，并且制订用药前及用药过程中的监测指标和随诊计划，调整用药方案和剂量，并应对可能出现的不良反应，比如非计划性阴道出血。所以，最好就诊妇科内分泌专科医生。

395 哪些人易患子宫脱垂？子宫脱垂需要手术吗？

子宫脱垂可以发生于任何年龄段，但在高龄、多次分娩及产伤、从事高强度体力劳动、长期慢性咳嗽或便秘、营养状况差的女性中，发病率较高。轻度脱垂患者通常不需要手术，主要通过生活方式调整（如控制体重）、积极治疗潜在诱因（避免高强度体力活动、治疗慢性咳嗽/便秘），以及日常盆底功能锻炼来控制症状，延缓进展。中、重度脱垂的治疗方案要根据患者的年龄、合并症、对性生活的需求等情况进行综合考虑，决定手术方式，而恐惧手术或不能耐受手术者可放置子宫托来改善症状。

396 老年女性反复发作尿频、尿急、尿痛，是什么问题？

确定除外泌尿系统器质性病变后，老年女性反复发作的上述症状可能与雌激素水平低下引起的泌尿生殖道黏膜萎缩有关，而雌激素治疗效果良好，不管是全身用药还是局部用药。对于已经不适用全身性激素治疗（如口服雌激素制剂）的女性，可以局部应用雌激素软膏缓解症状。需要注意的是，停止雌激素治疗，泌尿系症状也会出现反复，长期维持治疗可以获得持续有效性，且安全性良好。

397 老年女性外阴瘙痒、分泌物增多是病吗？要不要就医？

任何年龄段女性出现外阴瘙痒、分泌物增多都需要就诊。几乎所有类型的阴道炎，包括霉菌性、细菌性、滴虫性等阴道炎症，都可能发生于老年女性，需要治疗；此外，与年龄增长相关的老年性阴道炎、外阴白斑，甚至宫颈癌前病变及宫颈癌，也都可能表现为外阴瘙痒和分泌物增多，所以，出现上述症状需要认真就诊，进行必要的分泌物检查和筛查，而不仅仅是“开点药就行”。

398 已经切除子宫的老年女性，是不是就不用做妇科检查了？

需要妇科检查。首先要明确，子宫只是妇科检查的项目之一，外阴、阴道、卵巢及输卵管都是检查内容；其次，患者口中的“子宫切除”往往是不确切的，相当一部分患者还保留有宫颈，还需要行常规的宫颈癌筛查；再次，患者切除子宫的原因也影响其后续随诊内容，比如因“宫颈病变”而手术、因恶性肿瘤而手术和因“子宫肌瘤”而手术，其随诊计划差别很大，需要由妇产科医生来制订复查间隔、明确复查内容，绝不可一概而论、“一切了之”。

399 老年性阴道炎有什么症状？诱因有哪些？

老年性阴道炎是由雌激素水平低落引起的，主要造成阴道黏膜萎缩变薄、局部抵抗力下降，易继发致病菌感染。患者大多表现为阴道分泌物增多、水样，淡黄色或血性，有异味，伴外阴烧灼感、疼痛或瘙痒，有时上述症状不明显，仅主诉“内裤易脏”。

400 节育环可以不取出来吗？

不可以。节育环主要是为避孕而放置于子宫腔内，应该在绝经满 1 年后取出，否则，随着年龄增长，宫颈粘连、子宫内膜炎甚至子宫穿孔的风险以及取环手术风险都会相应增加；同时，金属节育环也会影响患者进行一些检查，如磁共振检查。

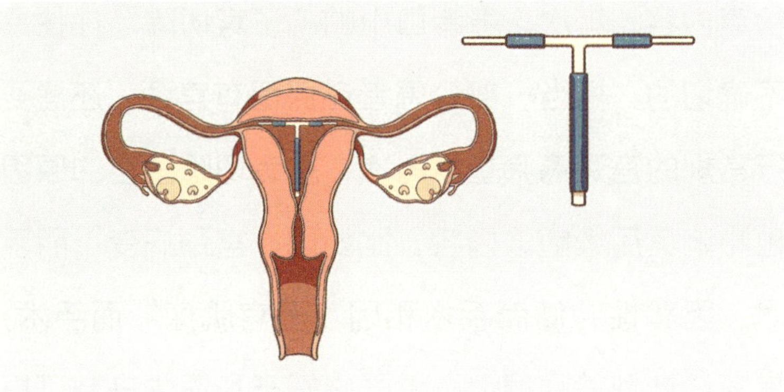

（马琳琳）

第二十一章 | 老年女性常见的乳腺问题

401 乳腺增生是病吗？

乳腺增生是女性随着月经周期激素水平变化而出现的生理现象。但是健康体检和日常网络科普往往过度夸大了乳腺增生的危害，使广大女性朋友对乳腺增生产生很多的误解，因此经常会出现查体后集中就诊看乳腺增生的情况。老年女性乳腺腺体增生的现象并不少见，这可能与饮食和个体差异有关。当乳腺增生伴有明显胀痛，影响女性生活质量或增加心理负担时，在进行必要的检查、排除乳腺癌后可行中医治疗，或乳腺内分泌治疗。总体而言，普通的乳腺增生不是病，不会增加乳腺癌的发生，女性朋友无须过度担心，健康咨询和管理人员应该对乳腺增生给予正确的解释。

402 乳腺纤维腺瘤会癌变吗？

乳腺纤维腺瘤是年轻女性最常见的乳腺良性肿瘤，可以双侧乳腺只长1个，也可能双侧发现数个纤维腺瘤，最早表现为质韧、无痛的活动肿块。老年女性一般很少新发纤维腺瘤。纤维腺瘤很少转变为乳腺癌，但是确实有纤维腺瘤与乳腺癌同时发生的情况。纤维腺瘤一旦形成，药物治疗效果较差，对于形态规则、体积不大的纤维腺瘤可以长期随诊观察，对于较大或生长较快的纤维腺瘤往往通过手术来解决。手术方式包括开放手术和微创手术，应依据肿物大小和位置而定。

403 乳腺癌遗传吗？

乳腺癌有一定的遗传倾向，有15%～20%的乳腺癌发生于具有乳腺癌家族史的女性，不管是父方还是母方的家族史。对于具有较强家族史的女性，比如母方或父方家系中有3名或以上亲属患乳腺癌，家系中有女性年轻时被诊断为乳腺癌（小于35岁），家系中有亲属患有卵巢癌，家系中有男性亲属患乳腺癌，家系中有女性亲属同时患乳腺癌与卵巢癌等，需要进行专业的咨询。

总之乳腺癌明显家族遗传倾向的发病还是少部分，绝大多数患者是散发的，有家族史的女性可以向专业医生进行相关的遗传咨询，以更清晰地了解自己的发病风险，缓解不必要的压力。

404 哪些检查可以帮助发现乳腺癌？

目前临床上常用的乳腺检查方式有钼靶检查和超声检查，需要综合考虑乳房大小和乳房腺体的致密程度选择合理的检查方式。乳腺超声检查普遍适合乳房较小的亚洲女性，且无辐射性。老年女姓应每年进行一次乳腺检查。但是超声筛查需要医生具有较高专业水平和责任心，否则漏诊、误诊的机会可能增加，同时对大乳房和下垂乳房也容易造成漏诊。乳腺钼靶检查（乳腺 X 线检查）是目前国际上通行的乳腺癌筛查手段，非常适合腺体量随着体内激素水平下降而逐渐减少、慢慢被脂肪组织和纤维结缔组织替代的老年女性；因为腺体量少有利于发现小肿块，从而达到早诊早治的目的。但是钼靶检查具有一定的辐射性，不适合短时间内密集多次检查，而且对致密型乳房肿块的漏诊率会明显增加。

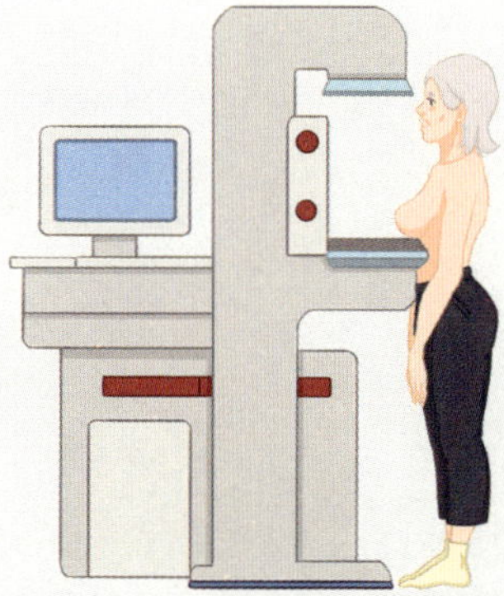
钼靶检查

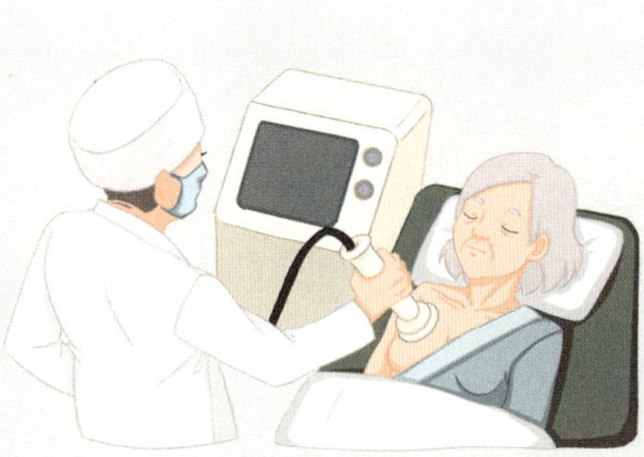
超声检查

405 是否需要乳房自我检查？

目前没有研究证明乳房自查有助于更早地发现乳腺癌。但是在中国，乳房自查仍旧有现实的临床意义，可以帮助女性熟悉自己的乳房，更早地发现乳房的异常，避免乳腺癌向更严重的方向发展。一般来说，月经规律的女性建议在月经结束后7天之内自检，对于已经绝经的女性建议每月固定时间自查。

（华　彬）